做自己，其他的交给时间

张丹茹 著

天津出版传媒集团

天津人民出版社

图书在版编目（CIP）数据

做自己，其他的交给时间 / 张丹茹著. -- 天津 ：
天津人民出版社，2024.4
　　ISBN 978-7-201-20193-1

　　Ⅰ．①做… Ⅱ．①张… Ⅲ．①心理健康－通俗读物
Ⅳ．①R395.6-49

中国国家版本馆CIP数据核字（2024）第045398号

做自己，其他的交给时间
ZUOZIJI QITA DE JIAO GEI SHIJIAN

出　　　版	天津人民出版社	
出 版 人	刘锦泉	
地　　　址	天津市和平区西康路35号康岳大厦	
邮政编码	300051	
网购电话	（022）23332469	
电子信箱	reader@tjrmcbs.com	
责任编辑	林　雨	
封面设计	末末美书	
印　　　刷	北京中科印刷有限公司	
经　　　销	新华书店	
开　　　本	880毫米×1230毫米　1/32	
印　　　张	9.5	
字　　　数	124千字	
版次印次	2024年4月第1版　2024年4月第1次印刷	
定　　　价	49.80元	

本书值得一读再读

好友张丹茹老师即将出版她的第 8 本书，邀请我来写序。我很乐意，立马答应。

作为本书的写序者，我想在这里对读者朋友说 10 句话：

一、我跟张丹茹老师相识于 2015 年，这些年，多次得到她的帮助，我很感谢她。

二、她的升级速度特别快，做人格局也特别大。

三、她是一位在互联网上"红"了很多年的创业者，拿到了很多令人惊叹的成果。

四、她不仅自己做得很好，还不断传道、授业、解惑，带领众多学员变得更富有、更幸福，是一位真正的好老师。

五、她的这本新书，饱含人生智慧，给了我很多启发，我非常喜欢。

六、我相信，这本书上市后，一定会迅速成为畅销书。

七、如果你渴望向上突破，你一定要重视这本书，它可以给你提供极为宝贵的、可操作性极强的成长建议。

八、花一杯咖啡的钱，购买一位实战派智者多年沉淀的智慧精华，太超值了！

九、相信我，这本个人成长宝典，值得你一读再读。

十、祝读到本书的你，进步神速、喜乐安康！

剽悍一只猫（个人品牌顾问、《一年顶十年》作者）

2023 年 12 月 14 日于上海

严格意义上来说，这本书是写在我创业路上的低谷期。

写完《做自己，其他的交给时间》这本书的最后一篇文章，我把这个消息分享给各个群里我的学生们时，他们纷纷随喜刷屏：老师最近状态一定特别好，心情也特别好，所以有很多很多的灵感，把这本书给写了出来。

我在屏幕这端摇摇头。

在写这本书时，是我状态极其差的时候，正处在事业的低谷时期，但我通过写这本书疗愈了自己。

我想通过这件事告诉读者朋友们，很多时候，我们会惯性认为人生至暗时刻好像就只能躺平。

不是的，人生至暗时刻，你还可以创造。

我想到了火星爷爷，他在 TED 舞台上的 8 分钟演讲视频点击量超过 2000 多万。

他在 8 个月大时患上了小儿麻痹症，从此只能躺在床上，直到 7 岁才能拄着拐杖站立起来。但是他从来没有放弃过学习，因为在互联网各大媒体上讲自己故事而出名，被人们尊称为"火星爷爷"。

火星爷爷曾任职于花旗银行、滚石唱片、汇丰银行等大型企业，拍过微电影、演过 MV，经常一个人出国旅游，拄着拐杖跨过北极圈，横渡日月潭两次，潜过水，出版了 7 本畅销书……

他说：要学会向"没有"借东西。

在人生比较难的时候，恰恰也是许多创意诞生的绝佳时刻，前提是在这段时间里没有放弃自己。

借《做自己，其他的交给时间》这本书，我也想把我的真实经历和自己的故事，坦诚地分享给你们。与此同时，我也不想给任何人压力，让人误以为我的人生永远都是快乐的，永远都是在高能量状态下。

事实上，一个人不可能永远都处于能量状态最好的时候，一定是会有高潮和低谷的。

　　我选择在低谷的时候不放弃，选择再努力一点，而且还发现，低谷的时候努力在做的事情，完全可以疗愈我们自己。

　　我想通过我的一个个故事，给读这本书的你带来力量，我想要告诉你，如果你也正处在人生的至暗时刻，不要放弃你自己，因为当你处于人生低谷期时，走的任何一步路都是上坡路。

　　在接纳这一切后，你更应该去尝试，你更应该去努力，你的尝试和你的努力会拯救你。

　　我的私董会成员星玥，在提前看完《做自己，其他的交给时间》这本书的其中一篇文章后，特意私信我说，她特别期待这本书，提前公开分享的这一篇文章，她反复读了好几遍，感受到了深深的力量感。

　　《做自己，其他的交给时间》，这是一本能给你带来力量的书。

　　慧能大师说："迷时师度，悟了自度"。这句话的意思是，人在迷茫时需要老师点拨指导，在了悟的时候就要自己成就自己。这本书一共有 7 个篇章，每个篇章都是我送给你的一份经营人生的锦囊和礼物，在人生迷惑时期，常阅常新，也希望这本书可以让每一位女朋友活得更加清醒，遇到任何事情都可以渡己达人。

因此，我呼吁每一位女性朋友在看这本书的同时可以养成在书的空白处写下自己的感悟和行动计划的习惯。

我希望每一位女性朋友在读完这本书之后，都可以很骄傲地告诉别人，这本书上也有属于自己的思想、文字和行动计划。

亲爱的女性朋友，我想对你说，我和你都是这本书的作者。我也期待你可以把这本书分享给更多的朋友，让你的朋友也和我们一起：做自己，共同生发出向上的人生智慧。

谢谢你，我爱你。

当你做好你自己，其他的交给时间，时间会给你想要的一切答案。

目录

01 心态上改变自己：在事上修出美好人生

02 活法上成就自己：做自己人生的总导演

03 未来上展望自己：让未来现在就来

心态上改变自己：

在事上修出美好人生

四法则，有智慧的人都在事上修心

工作现场有神灵，答案永远在现场。

这是《活法》一书中的名言，作者稻盛和夫先生被誉为日本的"经营之圣"，他亲手打造了两家世界 500 强企业，挽救了日航，堪称日本战后经济的传奇。

我非常赞同这句话。真正有智慧的人都懂得在实践中修炼自己。曾经，我的女朋友安安在事业上遇到了瓶颈，向我寻求帮助。我细致地了解了她最近的工作情况，并从她的描述中找到了答案。

在此之前，安安的事业一直在蓬勃发展。然而最近公司内部的争斗让她逐渐失去了对自己一直投入的事业的热爱，不知道全身心投入工作的意义何在。

她四处求助，其中一位朋友告诉她，当我们无法理解一件事情时，可以尝试全面停下来。于是，安安请了一个长假，并每天早上问自己："活着的意义究竟是什么？"

起初，安安觉得放松休息几天很舒服。然而随着时间的推移，她变得越来越焦虑，越是思考人生的意义，越是困惑。

讲述过程中，我意识到了安安无法突破的原因。她试图通过思考来解决问题，结果越想越困惑。我告诉她："你的问题是尽快结束假期，重新投入工作中，认真完成手头的任务，答案会随之而来。"安安对我的建议半信半疑，但还是结束了假期，并重新投入工作。

并不是说每个遇到瓶颈的人都要结束假期重新回归工作，这个建议适用于安安的情况，因为她无法享受假期。如果一个人能够充分享受假期，而不是通过休假逃避现实中的问题，那么休假是放松自己的好方法。

也许与假期相比，安安发现重返工作岗位后充满了动力。她开始认真完成自己的任务，成就感也随之而来。

到了 2021 年底，我遇到了一件对我来说非常重大的事情，致使我身心疲惫，感到非常受伤。当时我甚至有放弃自己正在从事的事业的冲动，但理智告诉我这不是一个好的选择。于是我告诉自己，我要像往常一样继续推进各个项目的进展。

继续工作能立刻突破困难吗？实际上并不能。但我发现，在我全身心投入自己热爱的事业时，大部分时间里原本可能存在的伤害几乎消失，只有在空闲时才会隐隐作痛。而我一直在工作，我的事业没有受到影响。

想象一下，当我们遇到伤害自己的事情时，如果选择停下脚步，一个季度过去了，半年过去了，甚至一年过去了，事业仍然没有进展，而那个伤害依然存在。

保持正常的工作状态对于改变心境非常重要。我发现那段时间，即便心情不好，但在工作状态下却能保持情绪稳定。因为工作带来的成就感大大缓解了那些伤害对我的影响，有时候忙碌起来，甚至会完全忘记这些伤心事。

工作现场有神灵，答案永远在现场。真正有智慧的人都明白，通过在实践中修炼自己，我们能够找到解决问题的答案，并克服困难。无论是安安还是我自己，我们都通过全身心地投入工作，找到了自己的突破口，重新获得了前进的动力。工作不仅给予我们成就感，还帮助我们平复心中的创伤，让我们在前行中找到内心的平静。

真正有智慧的人在处理事务时注重修心。那么，修心具体该如何实施呢？这里有四个法则教给你。

● 法则一：将必须完成的任务写下来

当我们一早到达公司时，要认真地将必须完成的任务写下来。不仅工作现场有神奇的力量，书面记录也具备魔力。

我的读者们认为我思维敏捷、反应灵敏，似乎可以随时向我提问，我的大脑可以提取相应的知识储备，为每一位读者解答疑惑。你可能认为这是因为我的记忆力非常好。实际上，我的记忆力并不出众。

作为一个喜欢将事情，尤其是具体要完成的任务写下来的人，我清楚地知道大脑并不是用来记住要做什么的，而是用于思考问题和整合知识，并在必要时提取所需的。特别是在面临困难和瓶颈期时，养成写下来的习惯尤为重要。这个过程实际上也是清空大脑的过程，大脑保持清爽的状态将更有助于我们轻装上阵并取得胜利。

法则二：开始行动，可以从最容易的任务开始

许多人习惯先从最重要的任务开始，当然，如果能做到这一点是最好的。然而，在状态不佳的时候，完成一些重要的任务可能也是相对困难的。这时，我更建议先把自己能够轻松完成的小事做好。

以写书为例，我身边有许多知识储备充足的大 V 朋友，但令人惊讶的是，他们竟然还没有出版过一本书。深入交流后，我发现许多人陷入了一个写书的瓶颈，总是想按照大纲的顺序从头写到尾，结果却卡在了第一篇。

实际上，正确的做法是在完成大纲后，从中挑选最容易完成的一篇文章开始写。万事开头难，从最容易的任务开始，难度也就不那么大了。

● 法则三：及时给予自己肯定

当我们完成一项任务时，要及时给予自己肯定。

杰克·韦尔奇被誉为全球最伟大的 CEO 之一，他在自传中提道："即使是最小的成就，我都会在团队内庆祝，可以喝一瓶啤酒或共进晚餐。"

人的大脑需要被肯定，当大脑得到肯定时，就像是被喂了最喜欢的美食一样，会分泌多巴胺，充满喜悦。

著名教育家和演讲口才艺术家卡耐基在童年时代，是一个调皮捣蛋的男孩。他九岁时，他的父亲迎娶了继母。父亲在向新婚妻子介绍卡耐基时说："希望你留意这个全郡最坏的男孩，他总是让我头疼，说不定明天早上他还会拿石头砸你，或者做出其他坏事！"然而，出乎卡耐基的意料，继母微笑着走到他面前，抚摸着他的头，注视着他，并告诉丈夫："你错了，他不是全郡最坏的男孩，而是最聪明的，只是还没有找到发挥热情的途径。"听到这句话，卡耐基流下了眼泪，这句话激励着他立志向上。

没有人不喜欢被肯定、被看见，自己对自己的肯定和关注是最有力量的，是自信的源泉。我经常在完成一项任务后为自己鼓掌，我发现这样的掌声听起来真的清脆而响亮。自我肯定也是自爱的重要表现之一，当你学会真正爱自己时，你会变得无比强大，那些看似巨大的困难也会变得渺小。

📖 法则四：检查任务完成情况

在面临困境时，人们往往容易选择逃避，但我选择迎难而上。因为逃避困难只会导致问题积累更多。

当然，这也要视情况而定。如果有未完成的任务，且在我的能力范围之内，我会安排时间去完成它们。然而，如果有未完成的任务且超出了我的能力范围，我会主动寻求外部帮助，比如雇用专业人员或向他人寻求建议。

如果我们每天都能坚持行动，我们的心就会越来越坚韧。很多人都是通过处理琐碎的事情来磨炼内心，并通过这些积累来实现一个又一个重大目标。

真正聪明的人会不断修炼内心，通过不断应对挑战来成长。

三步走，找到自己的人生志向

　　蔡志忠是全球最受欢迎的漫画家之一，他从 15 岁开始涉足漫画。他的作品已在全球多个国家销售超过 5000 万册，其中包括中国古典思想名著《论语》《道德经》和《逍遥游》等，这些经典著作被他绘制成漫画，成为传播东方文化的良好媒介。

　　"从我的故事可以证明，一个人只要找到自己最喜欢、最拿手的事，把它做到极致，无论做什么，没有不成功的。"

　　蔡志忠回忆说，自己从四岁半就立志做一名职业漫画家，那时候，村里的小孩子早就找到了"出路"，铁匠的小孩笃定将来要继承爸爸的手艺，农户的小孩也已经在田里帮忙拉车了，而他却还不知道自己将来能做什么。

"直到爸爸送给我一个小黑板，教我识字、读书，我发现我很会画画。从那时候我就决定，只要不饿死，我就要画一辈子。"

几年前第一次听到蔡志忠先生的故事，我深受震撼。之前，我也思考过自己的人生志向，但并没有迫切地确定下来。然而，在了解了蔡志忠先生的故事并多次观看他的视频后，有很长一段时间，我一直在探索自己的人生志向。正是因为我对寻找自己的人生志向这件事越来越执着，我内心变得更加坚定。

学生们经常问为什么很少看到我被困难击倒的样子，以及为什么我坚定地从事着我热爱的事业。因为我内心有一个想要实现的人生终极目标。

珊珊是两个孩子的母亲，通过朋友的介绍认识了我，加入了我们的社群，经过在社群内的学习很快取得了令人满意的成果。然而，一段时间后，她突然对自己当前从事的工作失去了兴趣。于是，她来找我寻求帮助。

珊珊还很年轻，当我问她的人生志向是什么时，她承认自己从未思考过这个问题。找到人生志向的人和没有找到人生志向的人之间的区别在于，前者在面临困难时很容易改变思路并重新调动起做事的积极性，而后者则很容易放弃。我相信，很多人都有过类似的经历，包括我自己。

主动寻找人生志向的方法是什么呢？

▪ 第一步，完全认可人生志向。

首先，从内心完全认可人生志向。当我找到自己的人生志向之后，我开始在公开场合分享自己如何看待人生志向的重要性，以及找到人生志向之后对我的人生产生的变化。我以为这样的行为会感染到大家，但没有想到的是，我的学生们与我私聊，表示不理解为什么一定要找到自己的人生志向，把眼前的事情做好不就行了吗？

我理解每个人在不同的人生阶段想法是不一样的。所以寻找自己的人生志向，最重要的第一步不是怎么找到它，而是确定它对自己非常重要。如果认知没有跟上，再好的方法也不会起到明显的效果。

当你看到这里，如果你内心的想法是"我也想去寻找"，那么这篇文章已经对你起到了非常大的帮助作用。如果你的想法是"我暂时不需要去找到自己的人生志向"，那么我建议你先跳过这篇文章，或者是耐心把这篇文章看完，把这件事记在心上，继续走自己的路。

我相信人生志向会像一颗种子一样，在你的生命里开始发芽。当你意识到它很重要时，记得重新把这篇文章拿出来看一看。

● 第二步，主动寻找人生意义。

关于寻找人生意义，有三个方法可以帮到你。

第一个是回忆法：回忆我们在人生的哪个阶段、做哪件事情会觉得浑身都是干劲，内心充满心流的力量。

以我自己为例，在人生遇到困难的时候，我发现自己经常通过讲一节课就把自己给治愈了。所以我特别喜欢老师这个职业。那么你呢？可以通过回忆的方式，把自己过往的高光事件记录下来，从中寻找有关人生志向的痕迹。

第二个是榜样法：看看身边那些你特别欣赏的人，他们身上有哪些特征，他们在做的事业是什么。

我们可以从自己身边选取几个最喜欢的榜样，把他们身上的特征以及他们正在做的事情都写下来。最频繁出现和最让你有感受的特征，就可能成为你寻找人生志向的方向。

我发现我喜欢和欣赏的榜样，要么是作家，要么是老师，要么是在某个领域有所成就的大师，无一例外，这都与传播智慧有关。

第三个是墓志铭法：你希望自己的墓志铭是什么呢？

我希望我自己的墓志铭是："这个人终身都在通过分享自己的价值帮助他人。"

其实我也不确定这句话最后会不会出现在我的墓志铭里，但是当我想到我的墓志铭时，我脑海里突然就冒出了这样一句。

以上三种方法都特别简单，你一定要拿出纸和笔，选一个阳光明媚的下午，找一个安静的空间，把三种方法都写在纸上。每一种都去填写自己的答案，我相信一定会有出现频率最高的关键词。当然，如果没有，我依然相信它会在你的心中埋下一颗美妙的人生志向的种子。

🔖 第三步，反复确认，及时分享。

最后一步是反复确认自己的人生志向，并对外分享自己的人生志向。

其实像蔡志忠先生这样从小就明确自己人生志向的人，在这个世界上真的很少。当我还小的时候，我也一无所知；我的两个孩子也完全没有确定自己未来的人生志向。所以不要担心，想不明白也是正常的。只要有一点点方向，我们就可以在前进的道路上不断探索。

我鼓励你对外分享自己此生要做的事情，因为这样的行为会吸引那些和你志向相同的人靠近。你也可以通过与这些人的交流来反复确认，这是否是自己终身要做的事情。

如果确认后发现并不是，也没有关系，人生就是在不断探索中升级迭代的过程。只要我们不断调整自己，剖析自己，就一定会找到人生志向。当我写下这段文字的时候，嘴角是向上扬的。

我常常想，如果更早一点看到蔡志忠先生的视频，或者有一个人更早地告诉我关于人生志向的重要性，我会不会活得更加通透？

但我也坚信，一切都在恰当的时刻发生，就像你能看到这篇文章一样，这也是我们的缘分。文章中的内容能否帮助你，取决于你是否愿意尝试。

愿我的女孩们通过这些简单有效的方法找到自己的人生志向。

养成感恩体质，收获美好人生

西方有句谚语说："幸福，是一颗感恩的心，一个健康的身体，一份称心的工作，一个深爱你的人，一些值得信赖的朋友。"

你拥有这一切吗？

感恩是踏上幸福之途的工具，学会感恩，感谢自己，感谢生活，感谢父母，感谢那些帮助过你的人，将使你更加热爱生命，收获幸福的人生。

让我们听个故事吧：

传说法国的一个偏远小镇上，有一处神奇的泉水，有神奇的功效，甚至能治愈疾病。

某天，一位失去一条腿的退伍军人，拄着拐杖一瘸一拐地走来。周围的居民带着同情的口吻说："可怜的人，难道他要向上帝祈求一条新腿吗？"

退伍军人听到这句话，转身回应道："我并不祈求一条新腿，我知道我的那条腿是永远不可能再拥有了，我只是想告诉上帝，即使失去一条腿，我依然能过得精彩。我学会接受现实的缺憾，无论人生得到还是失去，我都让自己的生命充满光彩。感恩是我们通往幸福的工具。"

阅读完这个故事，相信每个人都会深受鼓舞。

怀揣感恩之心，并不意味着你将拥有整个世界，而是以更积极的心态接纳当前的困难，并将注意力集中于解决问题上。

有一次，我在一场饭局上遇到了小芸。她一坐下就开始抱怨地方难找，晚宴结束后，又开始抱怨主办方的安排不周全，自己感受不好。

本来这些与我无关，但碰巧那天我坐在小芸旁边。我微笑着看着她，她的眼神中透露出交流的渴望，于是我们开始聊起来。

我们的谈话进行得相当不错，于是我试探性地问她，是否最近遇到了一些困难。她惊讶地问我是怎么猜到的，说最近确实心情不佳。

我问她是否觉得事事不顺心，她迷惑地看着我，想知道我是怎么发现的。

我微笑着告诉她，我也有过和她一样的时刻。也许是这句话，让小芸放松下来，我注意到她的眼神变得柔和起来。

小芸继续问我："那你是如何度过那段困难时光的？"

我回答："用感恩的心态看待一切！"

我从她的眼神中感受到了她对这句话的不解，于是我给她讲了开始的那个故事。

然后我问小芸："今天有没有什么值得感恩的事情？"

她看了一眼四周，说："我觉得今天特别感恩遇见你！"

我说："除此之外还有吗？"

她继续说："今天的食物很美味，有好几道菜都特别符合我的口味！"

我再问："还有吗？"

她说："主办方老师的分享非常有智慧，我特别喜欢听。"

我继续追问："还有其他吗？"

她说："我还收到了鲜花，感到非常开心。"

我没有再继续追问，因为我从她的眼神中看到了笑意。

我真诚地看着她，问道："你现在的心情如何？"

小芸说："突然间心情好多了！"

我告诉她："你是否注意到，环境并没有改变，周围的人也还是一样，但因为你拥有感恩的心态，周围的一切突然变得不一样了！"

我继续说："我不知道你在生活中遇到了什么困难，但是否有可能这个困难也是一份礼物呢？有没有什么值得你感恩的地方？"

小芸认真思考了一会儿，坚定地说："有！"

我看到她眼中闪烁着光芒。

我对她说："你不需要与我分享，但我希望你今晚回家时，能够从感恩的角度看待那些让你充满抱怨的事情。"

第二天，我收到了小芸发来的一个大红包，还有一封感恩信。

我知道，乐观自信的小芸重新焕发了活力，那个总是抱怨，对一切不满的小芸已经逐渐离去。

拥有感恩体质真的太美妙了。就像之前我对小芸所说的，即使面对相同的人、相同的事情，处在同样的环境中，因为拥有感恩的心态，整个世界都会因我们的念头转变而焕然一新。

那么，如何才能培养出感恩的心态呢？

首先，你要学会觉察。

说实话，我相信不是不愿感恩，而是没有意识到自己一直处于抱怨的状态中。我们的大脑习惯性地选择容易的事情，并认为抱怨是处理情绪的良好方式。

然而，我们不知道的是，抱怨只会强化我们的负面情绪。

在这一点上，除了提升自己的意识水平，我们还需要注意自己是否有抱怨的行为。在开始阶段，这对于培养感恩的心态至关重要。

其次，你要学会转念。

一念之转，世界大不同。改变思维方式是培养感恩心态的关键。当你发现自己陷入抱怨的情绪中时，尝试转变观念。

意识到自己的抱怨，并主动寻找事物中的积极面。看到困难时，想想它给你带来的成长与机会。面对挫折时，思考它为你带来的坚韧与智慧，变抱怨为感激。

逐渐地，你会发现自己开始以感恩的眼光看待世界，以积极的心态面对生活中的一切。

拥有感恩的心态并不是一蹴而就的，它需要我们的努力和坚持。当我们真正拥有感恩的心态时，我们会发现生活变得更加美好，内心充满喜悦和满足。

和你们分享情绪 ABC 理论：

ABC 理论是由美国心理学家艾利斯创建的理论，它包括以下三个要素：

A（Antecedent）指的是外部事件或情境，也就是引起情绪的刺激。这些刺激可能是具体的事情、他人的行为、自身的经历等。

B（Belief）指的是个体对 A 的解释和信念。当面对某个刺激时，人们会根据自己的思维模式和信念系统来解释这个事件。这些解释可能是积极的、消极的、合理的、不合理的等。

C（Consequence）指的是情绪和行为的后果。根据对事件的解释和信念，人们会产生不同的情绪反应，并可能采取不同的行为来应对。

ABC 情绪理论强调，不是外部事件直接引起情绪，而是人们对事件的解释和信念产生了情绪反应。如果一个人的解释和信念是不合理或消极的，那么他们可能会经历负面情绪，如焦虑、愤怒、抑郁等。情绪 ABC 理论的创始人艾利斯认为，通过调整和改变不合理的信念，可以改变人们的情绪和行为反应。

举个例子，假设你损失了一笔钱。你可能觉得自己真倒霉，但你也可以告诉自己，对方之所以得到这笔钱是因为他比我们更需要。这就是一种转念的方式。

在中国，有一句古话叫作"破财消灾"，意味着损失了一笔钱财，可以消除一个大灾难。世界上唯一不变的是事实，而可以改变的是我们对事实的看法。

再举个例子，如果一位员工离职了，我们常常会觉得自己培养了他那么多年，他却离开了我们。但我们也可以将重心放在祝福上，因为员工能够离开，说明他已经具备了离开的能力，而我们在这个过程中也学到了如何更好地培养和管理团队。

背后更重要的原理是，事实是我们无法改变的，为什么不借此机会修炼自己更宽广的心胸呢？换句话说，我们可以通过转变信念和观念，从固定的思维模式中解脱出来，拥抱更加宽广和积极的心态。

情绪 ABC 理论提供了一种思考和解决情绪困扰的方法，帮助我们意识到信念对情绪产生的影响，并以积极的方式转变观念，实现情绪的调适。

最后，写下感恩日记，培养感恩体质。

这个行为非常简单，你只需要一张纸和一支笔，并为每天晚上的固定时间设置一个闹钟。当闹钟响起时，打开笔记本和笔（或者手机备忘录、云笔记），写下当天你想要感恩的人或事。

刚开始时，你可以从一些非常小的事情开始感恩，因为人生由一件件小事组成。渐渐地，你会发现，感恩的小事情会吸引更多值得感恩的大事情发生。

而且，记下感恩日记还有一个巨大的好处。当未来遇到困难、受到打击或者自我否定时，翻开过去的感恩日记，逐条回顾，你会发现每一天都有值得感恩的小事情，每一段时间都会有值得感恩的大事情。这才是感恩日记无与伦比的意义所在。

拥有感恩的心态是多么美妙，只有真正懂得感恩的人才能体会到。

我相信，正在阅读这篇文章的你，会让这些文字打破纸张和空间的限制，将力量注入自己的身心。

从这三个小小的行为开始——观察、转念、写下感恩日记，让我们一起探索无与伦比的感恩世界。

每个女孩，都是一座宝藏

歌德说过："一个人知晓如何度过这一生，是从相信自己的那一刻开始的。"

在我 30 岁之前，我像大多数女孩一样过着朝九晚五、按部就班的日子，每天准时上下班，周末陪伴家人和孩子，其乐融融。那时的我从未想过自己可以有另一种人生轨迹。

然而，在我 30 岁的某一天，我突然开始思考，难道我的一生就这样了吗？

不，我想成为我孩子的榜样。于是在工作之余，我开始参加一些线下的读书会活动，并加入一些线上的社群打卡活动。

意外的是，我发现在同一个世界里，还有一群女孩正在深度挖掘自己的价值，让自己的人生绽放光彩。

那是在 2015 年，当时的我并没有什么特别的才能。我开始逐渐尝试与众不同的生活方式，我的世界突然变大了。

后来，我遇到了很多像我过去一样按部就班生活的女孩，甚至有很多比我优秀的人。但我发现大多数女孩都缺乏自信：明明很美，却不敢展现自己的魅力；明明很有才华，却不敢表达自己的见解。

我遇到的许多女孩都对我说："你的人生对我来说是遥不可及的。"

然而，我非常清楚，我曾经也是一个按部就班的普通女孩，只是我逐渐成为拥有现在极其满意的人生状态的人。

如何成为真正的宝藏女孩？

首先，你要相信每个人都有自己的花期。

年过 70 是否已经是凋谢的年龄？让我们看看梅耶·马斯克的例子。

梅耶·马斯克是全球首富埃隆·马斯克的母亲，她在2022 年 5 月 18 日成为登上《体育画报》泳装封面年龄最大的女性。

除了"全球首富埃隆·马斯克的母亲"，梅耶·马斯克还拥有非常多的标签：企业家、营养师、演说家和时尚偶像。

她拥有两个营养学硕士学位，70 多岁时仍然作为模特和网络红人活跃在舞台上。她在 60 多岁时重返模特界，在头发变白的时候走红。69 岁时，她的形象在美国时代广场独占 4个广告牌。她是 70 多岁的"网红"，也是许多女性眼中的励志偶像。

在松浦弥太郎的《给 40 岁的崭新开始》这本我很喜欢的书中，他以自己的亲身经历和体会，讲述了 40 岁以后的人生如何过得更有意义。

松浦弥太郎认为我们不应该将年龄视为人生的终点。他提出以 70 岁达到人生颠峰的目标来思考，将 40 岁作为新的起点，迈向光辉灿烂的 70 岁。

松浦先生曾计划"50 岁退休，到大学读书"。因为比别人早十年进入社会，他没有经历过大学生活和所谓的青春时光。但是随着年龄的增长，他改变了想法。他认为持续地为他人付出才是伟大的梦想。

因此，我们每天都要更加用心地照顾好自己，克服身体和心理的衰老，并做出相应的努力和调整。

相信我，你正处在自己人生最年轻的时刻。坚信自己是一位宝藏女孩，才能深挖自己的潜力，绽放光彩。

其次，你不能光想不做，要开始朝着自己的梦想迈进。

有梦想的女孩闪闪发光，而只做梦的女孩只会离梦想越来越远。先从一个爱做梦的女孩开始，但要记住，一个人能够实现梦想，不仅仅因为他爱做梦。

当你拥有了梦想之后，你会问自己如何才能够真正实现它。宝藏女孩永远都是一边抬头看路，一边低头踏实地走好脚下的每一步。真正做大事的人是能够沉下心来做小事的。成长是一步步的积累，需要我们坚定地踏出不疾不徐的步伐，最后勇敢地活出自己的人生节奏。

最后，每位宝藏女孩都有自己的节奏。

宝藏女孩并不是千篇一律的，你不必为了成为一位宝藏女孩而完全丧失自己的节奏。当你在挖掘和分享自己身上的价值时，你就会闪闪发光。

我看过一个 TED 演讲视频，其中的观点会治愈每一位处在焦虑状态中的女孩。视频中说："25 岁后才拿到文凭，依然值得骄傲；30 岁没结婚，但过得快乐也是一种成功；35 岁成家也完全可以；40 岁买房也没什么丢脸的。每个人都有属于自己的时刻表，别让任何人打乱你人生的节奏。"

在怀二胎的那一年，恰逢我创业风生水起的第三年。得知自己怀孕后，我起初认为时机不对，但在想明白并开始欢迎这个生命之后，我开始调整自己的心态和节奏。那一整年的时间，我放慢了追求事业的脚步，几乎将全部心思放在养胎和抚养宝宝上。我只维持最基础的项目推进，告诉自己这是我蓄势待发的阶段，这就是我的节奏。

在生完二胎后，我的事业果然很快又迎来了高峰期。

　　因此，宝藏女孩并不是时时都在开花的，而是她有自己的节奏，有乘胜追击的力量，也有随时停下来的勇气。万物皆有时，每朵花都有自己的花期，每个女孩都会有自己的人生轨迹。

　　做好自己，不必着急。

减法智慧，人生需要整理和清理

有段时间，我感觉自己的状态不太对，我向老师寻求建议，同时也不断反思自己，但却没有找到真正的原因和解决方法。于是，我改变了思路，开始花时间做两件事情：

整理房间的衣柜；减少每日的工作量。

不问结果，只管去做。

逐渐地，我开始感受到这三件事情给我带来的变化，我的状态也逐渐恢复了。

我一直鼓励大家遇事不怕事，迎难而上，但我也承认找到适合自己的方法比方法本身更重要。

我非常欣赏投资家查理·芒格，他有一个观点：反过来想，总是反过来想。

反向思考并不仅仅是简单地将问题反过来思考，它意味着摆脱常规的思维模式，打破旧有的想法和定义，采用一种反常识的思考方式。

如果迎难而上只会加重一个人的焦虑，也许反向思考更能帮我们找到适合自己的方法。重要的是抛开惯性思维，敢于质疑常规，以一种新的视角看待问题，从而找到独特的解决方案。

接下来我详细为大家讲解我做的减法两件事。

第一件事情是整理房间的衣柜。

我把所有的衣服从柜子里拿出来，一件一件询问自己要不要留下来。

对于那些没有心动感的衣服，虽然内心有一些不舍，但我选择用真空袋将它们集中存放起来。

我知道从整理学和断舍离的角度来看，不需要、不喜欢、没有心动感的衣服应该扔掉，但直接扔掉让我不舒服，舍不得，所以我选择先保留这些衣服。

方法没有对错，让一个人舒服的方法才是最好最适合的方法。

对于那些让我怦然心动的衣服，我将它们堆放在一起，然后逐件重新叠好，并分类放入衣柜。

作为一个特别怕浪费时间的人，过去我总觉得花几个小时去整理衣柜是很浪费时间的行为。因此，我听从内心的声音，一边整理，一边听访谈节目，以充实自己。

整个过程结束后，我感到身心愉悦。突然间，我觉得自己的身体像是被清空了，大脑也变得更加清晰和灵活。

整理不仅可以帮助我们清理家庭、办公室和其他空间中的杂物和垃圾，减少混乱和杂乱无章，使空间更加整洁和有序，而且还能提高效率。当我们将物品归置到适当的位置时，可以节省寻找物品的时间。

整理不仅改善了物理环境，还有助于改善心理环境。当我们将事物整理得井然有序时，会感到轻松和舒适，从而减少压力和焦虑，增强积极性和幸福感。经常进行整理可以让大脑得到休息和放松，促进思考能力和创造力的提升，有助于提高工作和生活的质量。

我曾是一个不太喜欢整理的人，但当我状态不佳时，看到堆积在一起的东西只会让思绪更加混乱。

通常不太喜欢整理的人一旦开始整理，效果都非常好，整理过程清晰而令人畅快。

第二件事情是减少每天的工作量。

除了每天写下当日工作清单，我增加了一个新的举措：划掉那些当天并非必须由我完成的任务，并在旁边写下被授权人的名字，让他们来完成。作为一位公司创始人，我的工作任务繁多。

每天写下自己的任务清单，再划掉那些非必须由我完成的事项之后，我立刻感到轻松起来。心情一轻松，工作效率就提高了。在完成当天必须要做的事情后，根据自身的状态决定是停下来休息还是继续完成被划掉的工作。同时，我会对自己说，完成这项任务的自己真的很棒，因为超额完成了当天的任务。

如果我当天的工作状态一般，或者根本不想继续工作，我会选择完全放松，躺平休息。

后来我发现，每天完成的任务并没有太大差别，但心态的差异却非常显著。前一种方式将所有任务一一列出，并在完成过程中感受到压力。而后一种方式只专注于完成重要的几件事，然后在有时间的情况下，再处理其他事务，这样一来会感受到成就感，自我认可也会大大提升。

人生并非始终需要进行加法运算，做加法是本能，而真正的智慧在于做减法，减去无用之物。

如何拥有强大的内心

经过几年的创业之后，我领悟到专注于自己的事业和关心的人可以让内心变得更加强大。

先分享《庄子·山木》篇里讲的一个故事：

有一个人正在乘船渡河，前方有一艘船即将撞来。他大声喊了几声，但没有人回应。于是他发怒地责骂前方的船长没有眼力。然而，当船撞上来时，他才发现船上是空的，他的怒火瞬间消失得无影无踪。

这就是著名的"空船理论"：愤怒与否取决于撞来的船上是否有人。

你身边是否有那种人，他生活得悠闲自在，不受外界干扰，专注于自己的事务和关心的人？

王阳明曾说：天下无心外之物，所有的痛楚都来自于内心的无知。

《传习录》中记述了这么一个故事：

一天，王阳明和朋友一起游览南镇，朋友指着岩石中的一朵花问王阳明："天下无心外之物，如此花树在深山中自开自落，于我心亦何相关？"意思是说："你不是说一个人的一生不应受外界干扰吗？那么像这朵花一样，随着季节自然生长与凋落，在岩石中存在，与我的心有什么关系呢？"

王阳明回答道："你未看此花时，此花与汝心同归于寂；你来看此花时，此花颜色一时明白起来，便知此花不在你的心外。"这个世界的现象是客观存在的，客观世界并不随着人的内心而变动，但人的内心会影响一个人所看到的世界。

内心强大的人，看人看事都顺心顺意。而内心脆弱的人，稍微遇到点小事就可能被击垮。

人生不如意事，十有八九。我们大多数人都会遇到各种挫折和困难，然而，如何让自己不再关注曾经那么在意的人和事物呢？再好的方法都抵不过一件更大的事情出现，让你瞬间觉醒，原来之前在意的事情只是微不足道的小事。

然而，每个人都需要通过经历一些事情才能获得智慧，这样的代价可能太高了。"吃一堑，长一智"固然正确，但如果我们能够通过学习或从他人的故事中获得智慧，而不是每次都亲身经历，我们的成长速度将更快。

我们的眼界和格局是通过一次次经历事情、不断学习和获得智慧逐渐扩大的。那些打不倒你的，必将会使你变得更强大。

如果你想让自己变得更加强大，首先要想办法让你内心的空间变得更加宽广。内心是无形的空间，如果将其比喻成一间房间，那就是要努力让这个房间变得更大。空间的扩大意味着个人眼界和格局的提升。

人生是一个不断认识自己、观察天地和理解众生的过程。拥有高度眼界和宽广格局的人更加开放、慷慨和有洞察力。要提升眼界和格局，最好的方法是读万卷书、行万里路、阅人无数和名师指路。

先说第一点，读万卷书。

古代"万卷"指的是皇帝的试卷，读书是为了进京赶考，金榜题名。

在现代，"读万卷书"指努力读书，让自己才识过人。

杜甫在《奉赠韦左丞丈二十二韵》中的诗句所说："读书破万卷，下笔如有神。"

如果我们想要提高眼界和格局，让自己的内心变得更加强大，我推荐大家阅读名人传记。梁启超曾说："读名人传记，最能激发人志气，且于应事接物之智慧增长不少，古人所以贵读史者以此。"

阅读名人传记可以让我们以人为线索，更好地了解自己。其重点不仅仅是了解他们的成功之道，更重要的是认识到任何成功的人都经历了很多的苦难。广泛阅读名人传记，我们能够拥有更加宽广的视野和更多的思考角度。

第二点，行万里路。

行万里路与读万卷书是互补的，读书是静态的，而行路是动态的。书中的知识是有限的，只有通过行路中的亲身经历，我们才能弥补这种不足。

大禹在随父治水的过程中领悟了"宜疏不宜堵"的治理原理。孔子非常重视实践在学习中的作用，并通过周游列国、治国安邦来验证自己的学说。李时珍、徐霞客、马可波罗、达尔文、哥伦布等人都是通过"行路"才写出宏伟巨著或取得重大发现的。

在行万里路的过程中，你会发现理想与现实之间存在一定差距，但正是这种差距，让我们获得更多的感悟和收获。

第三点，阅人无数。

我从过去的社交恐惧症到现在热衷于与人交流，这个变化用了近十年的时间。我发现与人交流是一种直接、重要且高效的方式，可以提高眼界和格局。

在我刚开始打造个人品牌时，我有一个项目叫作"月见趣人"。这个项目的核心理念是每个月主动约见一个有趣的人，进行深度交谈。我去一个城市，第一件要做的事情就是约见当地有趣的人。

这里有趣的人并不一定是在各个领域都比我有成就的人，而是那些在某一个领域拥有独到见解或者有引人入胜故事的人。与这样的人接触，会让我对这个世界产生更多的好奇心和包容心。

第四点，名师指路。

俗话说："听君一席话，胜读十年书。"经济学大师张五常也说过："跟一个高手学习，得其十之一二，远胜跟一个平庸的人学的十之八九。"名师能够给予我们更好、更有效的策略和指导。

让我们来分享一则巴菲特的故事：

1949 年，巴菲特阅读了《聪明的投资者》这本书，深受启发，并对书的作者本杰明·格雷厄姆产生了浓厚的兴趣。同时，他也萌生了向格雷厄姆请教的想法。

当时的格雷厄姆已被誉为"华尔街教父"，是投资界的传奇人物，而巴菲特只是一个初出茅庐的年轻人。得知格雷厄姆在哥伦比亚大学开设了课程后，巴菲特决定前往哥伦比亚大学学习，并成为格雷厄姆的学生。

在跟随格雷厄姆学习的过程中，巴菲特完全颠覆了自己的投资观，打开了投资的新视野。

经由这层师生关系，巴菲特还想更进一步，希望跟格雷厄姆共事。起初，他提出无偿为格雷厄姆工作，但遭到拒绝。巴菲特坚持了整整两年才获得了与格雷厄姆一起工作的机会。

在这段经历中，他学到了投资理财的秘诀，成为如今全世界瞩目的人物。

人这一生，能找到一位人生导师，那将是何等幸运的事情。

人生本身就是一次修行，在这次修行中我们修炼着智慧，修炼着内心的力量。愿我们都能拥有坚韧而强大的内心，在纷繁的世界中活得洒脱。

勇气是最大的才华

分享一个有关勇气的故事：

安格拉12岁时，有一段非常难忘的经历。

体育课上，老师要求学生们在跳水台上进行跳水练习。一群小女孩勇敢地从3米跳台跳入水中，只剩下一个小女孩没有跳下去。她一个人呆呆地站在原地，不敢迈出脚步。老师和同学们纷纷鼓励她，但她仍然害怕得流下了眼泪。

"还有几分钟就要下课了。"老师有些不耐烦，语气中透着些许责备。

小女孩听到这话，腿更加发抖了，然而她勉强退了一小步，然后又迈出一大步，望着水池——对一个小孩来说，3

米的高度确实是一个挑战。

突然，周围的人看见她闭着眼睛跳了下去，水花飞溅而起，掌声响彻了整个场地。

弥洁娜，一个在场的伙伴，好奇地问安格拉："安格拉，我们都为你自豪，你是怎样战胜自己的胆怯的？"

安格拉抹干了泪水，穿上了衣服，用颤抖的声音慢慢回答："我突然想起了爸爸曾说过的一句话，他说在困难的时候，就算闭着眼睛也要向前迈出一步。"

听到这句话，每个人都受到了鼓舞，纷纷报以热烈的掌声。

正因为这个信念，安格拉没有辜负父母的期望。从小时候起，安格拉就在科学领域展现出天赋，并一直努力不懈。

1973 年她以优异的数学和语言成绩进入莱比锡大学学习物理学。

1986 年，年仅 32 岁，她获得了莱比锡大学物理化学博士学位。

当安格拉在 2005 年 11 月的竞选中战胜德国前总理施罗

德，成为德国历史上首位女总理时，有记者询问她是如何坚持到最后并取得胜利的。她笑着回答说，她想起了小时候的那次跳水。

当你苦苦思考事情为何毫无进展时，请不要停下你颤抖的双脚，请向前迈出一步，即使只有一小步！安格拉在跳水台上那一小步，同时也是她人生舞台上的一大步。她勇敢地迈出了这一步，虽然双腿依然颤抖，但她已经进入了一个崭新的天地。她勇敢的一跳如同她对未知科学世界的勇敢探索，随后她又将这份勇气投入政坛，成为一个划时代的历史人物。

我的私董会服务之一就是与用户进行一对一咨询，对商业模式和人生规划进行整体梳理。在教育领域刚开始时，我是一位非常理性的咨询师。我默认学员们在我进行梳理后自然会采取行动，因为我自己就是如此。

一旦制定了规划，下一步当然就是围绕规划开始行动，否则制定规划本身就毫无意义。

随着接触的学员越来越多，我发现其中一部分用户在与我交谈后，过了一个星期仍然没有行动。没有行动自然就不会有任何进展。

我对那些确立了规划但没有行动的用户感到好奇，于是继续追问他们。他们一致告诉我："我不敢行动。"

我进一步追问："那不行动，对于事情的推进有何帮助吗？"大家坦诚地回答："不仅没有帮助，反而因为害怕而导致情绪更加糟糕。"

于是，我一个个突破，帮助他们找到背后害怕的原因。这些原因各种各样，有的觉得自己无法抽出时间，有的认为自己能力不足，但本质上都可以归于"害怕失败"。

我才幡然醒悟，原来这些年我能够克服困难并取得成功，并不是因为我拥有非凡的能力，而是因为我足够勇敢。

要说能力，在最开始打造个人品牌的时候，我真的比不上许多人。我的学员里不乏各种行业的高端人才，更是有许多名校的超级学霸。

但要说勇气，我能拍着胸脯说，我是一个绝对勇敢的人。我不害怕失败，因为害怕失败才是最大的失败。

后来我领悟到，原来一个人做事情，40% 靠的是能力，

60% 靠的是勇气。我开始调整自己做教育的方式，将帮助别人提升勇气放在了重要的位置。

我与学生们分享了我的感悟。在过去，大家都犯了一样的错误，将太多时间花在帮助学生提高能力上，而不是增强他们的勇气。

帮助一个人，从来不是从自己的角度出发。我们应该站在用户的角度，真正了解他们需要什么样的帮助，这才能解决他们的问题。

我开始花费大量时间，帮助他们找到缺乏勇气的原因，并鼓励他们更好地行动起来，让勇气成为他们最大的才华。

如果你也想让勇气成为你最大的才华，下面这些步骤或许可以帮助你实现：

第一步，从最重要的事情开始，寻找自己缺乏勇气的原因。

例如，如果你在金钱观方面缺乏勇气，不敢收取高客单价，甚至不好意思收钱，可能是因为原生家庭给你带来了不配得感，或者你总觉得自己提供给客户的价值不够。要找到这些原因，意识到自己的价值和能力，并克服这种心理障碍。

举个例子，我有一位学员小安，非常优秀，但我在推动她出私教产品时遇到了困难。经过一番交谈，我发现她其他专业课程的老师都没有出私教产品，她总感觉自己还不到时间。我对她说："你出私教产品，不是为了出私教产品本身，而是当你的学员有私教产品需求的时候，你刚好能提供这个产品，并确实能够帮助到学员。最重要的是这一点。"这句话完全打动了小安，她很快推出了私教产品，并吸引了用户，取得了成功。

说到这里，给大家讲一个以我个人经验总结出的产品定价公式，产品的定价可以是自己对产品估值的 1/3 到 1/10 之间。比如你认为自己能给别人提供 30000 元的价值，那么你可以按 1/3，即 10000 元来定价。如果还是觉得自己的价值不够，那么可以按 1/10 定 3000 元的价格。

第二步，将要做的事情拆解成能够快速行动起来的步骤，尤其是要拆解成无比简单、可以立即行动的步骤。

例如，你要推出一个新项目，不要急于将整个项目推出去，而是问自己如何做才能更快地推出这个项目。将相关的步骤拆分成一个个小步骤，然后开始行动，将一些可以交给专业人士做的任务委托给他们，这样可以大大降低难度。比如你要拍摄短视频，就可以将脚本交给擅长写文案的人，将拍摄任务交给擅长拍摄的人，将剪辑任务交给擅长剪辑的人。

第三步，不断尝试，让勇敢成为一种习惯。

当你不断勇敢起来，经历了一次又一次的尝试，量的积累最终会引发质的变化。

一个拥有勇敢体质的人意味着面对困难时，不仅内心坚定不再害怕，而且能够在害怕的同时采取行动。这时，勇气就成为你身上最大的才华。

勇气的力量是可以流动和迁移的，不仅可以用在事业上，还可以应用于开启新的关系、探索人生的可能性等方面。

最开始，我只是在事业上很有勇气，后来我发现事业上的勇气完全击穿了我的整个人生，让我在面临关系、面临人生的众多挑战的时候都变得毫不畏惧。

每个人可以挑选自己擅长的领域，带着勇气去进行突破，再借由这样的力量，去贯穿自己的整个人生。这样有勇气的才华人生，别提有多爽了。

活法上成就自己：
做自己人生的总导演

"小事思维"，成大事者从小事做起

《道德经》言："天下难事，必作于易；天下大事，必作于细。"

意思是，天下的难事都是从容易的事情开始做起的，天下的大事都是从细枝末节逐步形成的。一个人想要成就一番事业，需要从微不足道的小事做起，从细微之处入手。

我曾在一次饭局上与一位在流量赛道上取得巨大成就的老板进行过一次交谈，问他："能够将公司发展到现在的规模，最重要的原因是什么？"

他经过认真思考后回答道："做好战略布局。"

我满脸笑意地向他请教了一些细节，他开始与我分享他是如何进行布局的，包括资源的建设、团队的组建，以及达人孵化的流程。

等他分享完毕，我问了他一个问题："这些细节都是从最开始就全部想明白了吗？"

我们一直通过线上交流，这是我们第一次面对面深入交流关于商业方面的内容。当我问出这个问题后，我们相互对视着笑了起来。他说："当然不是，所有这些在最开始时都不可能完全布局好，最初只是搭建了一个大致的框架，然后一点点地做好自己能做的小事，最终才将整个布局落地。"

这才是真相。这就像画画一样，比如我们要画一座房子，首先画出房子的整体轮廓，然后逐渐描绘出细节。同样地，如果要画一个人，我们先勾勒出这人的大致轮廓，然后逐渐描绘五官等细节。

这里我并不是想强调搭框架、做大事不重要，搭框架和做大事的重要性已经被很多成功人士在公开演讲中分享过了。然而，当我们私下交谈时，都会坦诚地承认，能够最终完成一项大事，是因为我们踏实地把小事做好。

这里有两个关于干大事的思维误区要告诉你：

第一个误区：总想干大事的心态是极其危险的。

最后你会发现，没有那么多的大事要干，而且也不是一下子就能够把一件事干成大事。只想干大事的心态会使刚创业的人变得非常急躁，无法专注地把手头上的具体任务做好。

第二个误区：小事思维并不意味着我们只能设定小目标。

我很喜欢作家苏世民分享过的一句话："做大事和做小事的难易程度是一样的，所以要选择一个值得追求的宏伟目标，让回报与你的努力相匹配。"这句话的正确理解是：每个人都应该怀揣着追求大事的心态，选择一个值得追求的宏伟目标，但要踏实地从小事做起。

当然，人们在不同阶段对大事和小事的理解和分配也会有所变化。当公司发展壮大后，创始人充当舵手的角色，他们会以框架思维来制定战略，具体的执行工作则委派给各个负责部门。

与此同时，超级个体盛行的时代，许多大公司已经开始将事务分解成小项目，并让各个部门负责相应的项目。这种按项目进行推进的方式往往能够取得更好的效果。

作家周国平说过："凡做成大事的人，往往做小事也认真，而做小事不认真的人，往往也做不成大事。"这句话非常准确，细节决定成败，态度决定高度。

这里我想分享一个故事：

发明家瓦特小时候有一次在厨房看祖母做饭。灶上有一壶水，水开始沸腾，蒸汽推动着水壶盖跳动。瓦特观察了好一会儿，感到很奇怪，不明白为什么水开了壶盖就会跳动。于是，他连续几天每当祖母做饭时都蹲在厨房，仔细观察。他发现，当水沸腾时，水蒸气会冒出来，推动壶盖跳动。他反复验证了多次，揭开壶盖、盖上壶盖，一次又一次。最终，他弄清楚了，水蒸气是壶盖跳动的推动力。多年后，瓦特成为公认的蒸汽机发明家。

这个故事告诉我们，一个人对待细节的态度往往决定了他的人生。

就我自己而言，虽然我没有专业文化背景，但我已经写了七本书。我常常对外说我是一个没有任何文笔的作家，每次这么说时，人们都说我谦虚。实际上，我并非谦虚，我始终从细节着手，把我能做到的每一件小事都做好，然后提炼出做好事情的方法，最终写出了一本又一本畅销书。

著名小说家狄更斯曾被问及如何成为像他一样的写作天才。他的回答是："天才，就是注重细节的人。"

我每年要给学员们做数百场的答疑和一对一诊断，如果把直播包含在里面，次数就更多了。我经常会引导大家向我提问，表面上看提问是把自己的困惑说出来，但真正能提出好问题的人一定是经过认真行动的，因为只有在行动中才会产生困惑。

向我来提问，我也给出很好的建议之后，我希望学员一定要继续行动，进入这样正向循环的人最终就能把事做成。

荀子言："不积跬步，无以至千里，不积小流，无以成江海。"千里之行一定是始于足下。

古语有云："泰山不拒细壤，故能成其高；江海不择细流，故能成其深。"泰山之所以如此巍峨，正是因为它不拒细小的土壤；江河之所以如此广阔深邃，正是因为它不排斥微小的溪流。

苏联宇航员加加林是人类历史上第一个进入太空的地球人。其实在确定航天员人选的前一周，航天飞船的设计师罗廖夫很是头疼，因为所有候选人都非常优秀，让他难以决定。然而，一个微小的举动让罗廖夫确定了加加林。在进入航天器时，只有加加林轻轻脱下鞋子，只穿着袜子进入了舱内。这个不起眼的细节打动了罗廖夫，他从这位年轻人身上看到了追求完美的态度和对航天事业的尊重。于是，人类首次太空飞行的神圣使命就落在了加加林的身上。

作为管理者和领导者，我们需要把握大事和小事之间的配合。当我们带领团队开展战斗时，初次战役最重要的是与团队一同搭建整体框架，并将小的细节都梳理清楚。

也就是说，我们需要花更多时间和精力进行首轮梳理，确立整个工作的风格和 SOP 流程（标准操作流程）。随后，领导者应逐渐退后，把握整体方向，将小事的执行交给团队，并做好进度跟进。

　　我们会逐渐从自己做小事，变成带着一群人把小事做到最好，最后成就大事。

人生的方向盘，掌握在自己手里

在我的工作中，我还有一个重要的角色是咨询师。

开始做咨询师的时候，我非常热衷于给用户提供答案，还以此为傲，觉得自己有多么了不起，给了别人多么好的建议。但随着咨询的次数增多，以及心态的成熟，我开始发生变化，不再热衷于直接给出建议，更多的是通过问答交流的方式，启发他们自己找到答案。

同样的答案，从我的嘴里说出来，与我启发他们自己说出来相比，后者才能让咨询者更好地掌握人生的方向盘。

人们往往更容易被自己说服，而且我也没有权利强行掌控别人的人生方向。事实上，人们本能地希望自己掌握自己的人生方向。因此，人生的方向盘必须紧紧掌握在自己手中。作为咨询师，我以更加成熟和专业的角度分享，就像俗话说的，授人以鱼不如授人以渔。咨询的最大效果不仅仅是得到答案，而是通过咨询让人开始觉悟。

这篇文章主要写给两类人：第一类是总是把自己的命运托付给别人的人，第二类是总想要全盘掌控他人命运的人。可能绝大多数人都能从这两类人身上找到自己的影子，我也不例外。第一类角色，更多是体现在我还在职场的时候；第二类角色，更多是体现在我成为老师之后的早期。

我相信看这篇文章的人，很有可能也经历过把命运托付给别人或者总想掌控他人命运的阶段。总想把命运托付给别人的人，无论是在职场还是依托平台，也是可以把人生的方向盘掌握在自己手中的。

那么什么样的人会有这样的运气呢？一定是有实力的人。因为并非所有的老板和平台都会将权力交给员工，老板有自己的选择标准。从这个角度出发，问题并不在于老板和平台，而在于我们自己是否具备足够的能力让老板放心地交出方向盘。

我经常听到学员向我抱怨："老师，我只拿一份工资，我为什么要卖力工作呢？"表面上卖力工作是为了公司好，而事实上只有真正卖力工作，才能够修炼出能力越来越强的自己。

具有什么特质的人会让老板和平台放心地将方向盘交给他们呢？

第一，拥有诚实可靠的品质。

这是老板特别看重的个人品质，在诚实可靠的品质面前，能力退居次要，人品永远是选人的首要标准。

第二，做到"事事有交代，件件有回响"。

在我还是一名普通的职员时，我就养成了及时汇报和沟通的习惯，这个习惯让我在职场中迅速晋升和加薪。

很多职场人士因为做不好一件事，害怕被领导批评，干脆就不汇报事情的进度，这个是最糟糕的。

做错事不可怕，可怕的是做错了还想要逃避，最后完全没有补救的空间。

第三，能够实现 KPI。

公司不同于学校，公司看重的是结果。如果你总能完成或超额完成 KPI，一定会获得老板的认可和赏识，并最终成为项目的负责人，自然也就拥有了对人生的掌控权。

接下来说说第二类人，总是想要全盘掌控他人命运的人。

拿我自己举例，我有着强烈的好为人师的特质。就像开头提到的，在进入个人品牌领域的初期，我非常想要掌控一切，总想把我认为对的事情灌输给学员。

然而，我以为对的事情未必适合每个人。就像一双鞋是否合适，只有穿鞋的人知道。如果不合适，穿鞋的人不会感到舒适。我们不仅要学会掌握自己人生的方向盘，还要克制自己总想掌握他人命运的欲望，更要教会身边的人将人生的方向盘掌握在自己手中。

正如杨绛先生所说："人生曼妙的风景，不是外人的肯定，而是内心的淡定与从容。"无论我们做什么、怎么做，别人对我们的评价都会有好有坏，不可能让所有人都满意。以平常心面对他人的评价，如果是真诚的建议，我们要吸收其中的正能量和对自己有意义的建议；如果只是纯粹的批评，我们没有必要让其影响我们的内心。

杨绛先生还说："我们曾如此期待外界的认可，到最后才知道：世界是自己的，与他人毫无关系。"不要再把自己人生的方向盘交给别人。只有这样，我们才能走出属于自己的风景，迎接未来的挑战。

有效社交，有趣的灵魂终将会相遇

社交可以分为"有效社交"与"无效社交"。社交的本质，是人与人之间的价值交换。在我看来，有趣的灵魂是有效社交的必要条件之一。比起有用的灵魂，我更喜欢有趣的灵魂，有趣的灵魂万里挑一。

曾经我参加了一个 IP 圈内的线下饭局，轮到我做自我介绍时，在场的其他老师纷纷感叹：你做得太好了，居然在此之前都不认识你。我顺势做了调查，有超过一半的人确实不知道我是谁，剩下的人是听完我的自我介绍后，发现有看过我的书，但在此之前并没有把人和书对上号。

当天的饭局中刚好有一位田老师，她同时也是我的学员，对此感到非常惊讶，不禁说："Angie 老师那么出名，没想到大家都不认识她。"她看着我补充道："我以为在场的所有人都认识你。"我笑了笑，并回应道这是正常的，因为我很少参加社交活动，过去这些年我一直专注于我的教育事业。

那天晚上的社交是我难得的非常享受的一次，因为它符合了我"有效社交"和"有趣的灵魂"两个社交要求。每个人都很敞开，在聊到每个人所擅长的领域的时候，大家都很愿意分享自己的成功经验和遇到过的坑，以及避坑的经验。我坐在座位上暗暗点头，这就是我想要的有效社交。

当轮到我发言时，大家都很激动，掌声也格外热烈。我分享了自己如何完成六本书的写作，并介绍了小团队如何创造巨大收益的方法，整个交流过程既热烈又富有深度。

几年前，我和 IP 圈子里的另外五个 IP 经常共同参加一个饭局，到了第三次，我们一致认为光吃饭不够，必须一起合作做一个项目。我们立刻决定开始启动，并很快成立了一个联合社群。

当时这个社群还引起了相当大的轰动，我们举办了一场公开的"裂变"活动，在线上有超过两万名学员。几乎每次我发布讲课语音，都会收到数十条打赏信息。在不到两周的时间内，我们的正式社群招募了近一千名成员，并在深圳、北京和上海分别举办了线下分享会。

特别是在深圳的分享会，我们请到了一些非常优秀的嘉宾。那次分享会是在深圳南山科技园举办的，消息一发出来，500个名额被一抢而空，活动现场座无虚席。

至今，我们这群人偶尔还会聚在一起。我发现真正有效的社交最终都会以合作的形式呈现。而我们这群人都拥有有趣的灵魂，只要聚在一起，分享的都是掏心窝子的话题。

那么到底什么是有效社交呢？我觉得有效社交可以根据工作场合和生活场合来区分。这两种场合里，有趣的灵魂都至关重要。

在我看来，工作场合的有效社交具备以下三个良好要素：人、主题、流程。

首先，说说参与社交的人。

参加的人都必须敞开交谈，有料有趣，并且真诚分享，这些是我最看重的。

对于那些有社交恐惧症但拥有有趣灵魂的人，我建议不要参加大规模的社交活动，而是选择一对一进行深入交流。

另外，与会人员是我决定是否要参加一场社交活动最重要的因素。我参加一场活动很大程度是因为里面有我想要进行链接的人。

其次，聊下参与社交的主题。

其实主题不需要过于确定，但应该有一个大致的方向，从商业角度出发比较合适。

最后，很重要也是很容易被忽视的一点，就是参与社交的流程。

我喜欢的社交活动是人人都有发言权，同时人人也能自由选择是否要发言。爱交流的可以多分享，不愿意多说的可以简单讲。

　　或许你会认为参加活动有太多目的性，但无效的社交是对时间最大的不尊重。

　　至于生活场合的有效社交就简单得多，没有具体的主题，更重要的是能够与一起玩乐的人产生共鸣，开心是最重要的主旋律。一起开心做一些能够滋养你的活动，这才是有趣灵魂相遇的有效社交。

拥有长期主义，创业者的中年养生局

　　有一段时间，我周围的创业者们开始热衷于讨论养生问题，这让我很开心，因为我在很多场合都分享过我是如何养生的。

　　对于我而言，无论是创业还是健康，我都秉持着长期主义的理念。我非常注重自己的健康和身体保养，如果一个人连健康的体魄都没有，哪里来的力量把事业经营好？

　　这篇文章可能是本书中阅读量最低的一篇，如果你在这里产生了跳过的念头，我要特别强调，请不要跳过，希望你能像我一样成为一个注重养生的创业家。

　　在写这篇文章的时候我正好在进行艾灸。我们万万不可到一件事情不能逆转的时候才开始重视，我身边有太多的创业者，直到身体真的扛不住的时候才开始注重自己身体的健康，代价太大了。

写这篇文章的初衷，就是为了让你意识到养护自己身体非常重要。

疫情期间，我们全家四口从头到尾都没有被感染。在疫情最严重的时候，我还开了一个两天一夜的线下课程。线下课结束后，除了一位叫晓玲的老师，我的学员和员工都被感染了，但我全家四口没有被感染。

事后，经常有人问我到底是为什么，我也顺带分享给你们。我们家做得最多最特别的一件事情就是艾灸，几乎每天我都会进行艾灸，家里也经常用艾熏屋子，还大量地喝防疫花茶。

这只是个小插曲，可能没有什么具体的借鉴意义，目的是告诉大家平时要认真养护自己的身体。下面给大家介绍下中年创业者养生局中总结出来的重要的养生四方法。

第一点，养护身体非常重要的是管理好情绪。

在养生方面，有许多方法可供选择，但我要将情绪管理放在最重要的第一点来强调。大多数人的身体问题都是积累的负面情绪在身体上的反映。我自己也不能做到百分之百管理好情绪，但当我意识到情绪的重要性，以及发现那些可能影响情绪的事情时，我会第一时间转变思维方式，尽可能降低情绪对自己的影响。

第二点，养护身体非常重要的是保持良好的睡眠。

失眠带来许多危害，长期失眠会导致负面情绪，损害大脑智力，甚至引发严重疾病。创业者睡眠不好的主要原因是过多的思考，实际上就是思虑过重。

在我有这个意识之后，我这样做：早上 9 点之前，如果脑海中出现与工作相关的念头，我会深呼吸，让念头回到当下，与自己共处。除了早上 9 点之前，每天晚上，只要不直播或不讲课，我在 9 点之后完全不处理与工作相关的事情。

我想我们大家都一样，现在大部分工作都是通过微信联

系的，而我的微信设置的是接收消息不通知，只有在主动打
开微信时才会看到消息。

同时我还增加了其他有助于改善睡眠的行为，如泡脚、
喝牛奶、保持卧室安静等。

**第三点，养护身体非常重要的是按时用餐，保持营养
均衡。**

我知道许多人在忙碌时会忽略饮食，但对我来说，吃饭
是天大的事情，按时、定量是基础。关于这一点，在我的
《向前》一书中有提到，这里就不再重复了，大家可以去书中
查看更全面的内容。

第四点，养护身体非常重要的是运动。

熟悉我的读者都知道，我参加过马拉松，日常生活中我
每天都会坚持做一些小运动。

想要坚持运动，关键是调整自己的认知：当一个人精力
不佳时，正是最需要运动的时候。当然，如果你想要更科学

地进行运动，可以请一个专业教练根据自身情况制订一套运动方案。

接下来，我要分享一些日常养生的小技巧。

比如冥想，与自己和谐相处，观察呼吸，让内心平静下来。

比如艾灸，在我家，受我带动，每个人都喜欢艾灸。过去，我们都是去中医馆做艾灸，但后来我直接在网上买了艾灸盒和艾灸条，可以随时在家中使用。值得注意的是，艾灸最好在早上进行，晚上做艾灸对身体不利。

每天喝养生茶也很重要，可以选择各种对身体有养护作用的养生茶。还有，每天保持一定的饮水量，喝多少水才行呢？我自己的喝水量计算公式分享给你：每天最低饮水量可以是体重（公斤）乘以30毫升，对我来说是1500毫升。

除了以上介绍的这些小技巧，还有许多其他的方法，但比这些方法更重要的是每个人从内心认识到养生的重要性，否则，再多的方法也无济于事。

作为女性创业者，我的养生动力之一是让自己看起来年轻、有精气神。我每次参加饭局，当人们得知我快要 40 岁，还有两个孩子时，他们惊讶的表情让我觉得我每天的坚持都非常值得。如果前面的内容还没有触动到你，我希望这一点能够打动你：让我们一起养护好自己的身体，为经营一份自己热爱的事业打下基础。

年龄不设限，多少岁都可以重新出发

有一次线下课，我碰巧遇到了覃杰老师。他和我一样是"85后"，我们几乎同时开始打造个人品牌，而且都在这个赛道中获得了一些小小的影响力。

我们俩意气相投，后来我还给他介绍了一些腾讯官方的资源，直播中与他连麦对谈，为他加油打call。

下播后，我们的连麦互动收到了很多好评，我也从他身上学到了很多东西，比如坚持不懈，把客户放在心上。

然而，比起这两点，他给我最大的触动是，他在我们三天的线下课聚餐期间说的一句话：

"我还没到40岁，我现在的成绩还算不了什么，我所做的一切只是在为 40 岁之后的腾飞打下坚实的基础。"

那一刻，我的内心受到了巨大的震撼。在此之前，我一直认为自己正处在创业的小高峰，面对困难时，和其他创业者一样感到艰辛。然而，覃老师的这番话让我突然意识到，我还年轻。这里所说的年轻并不仅仅指年龄上的，更是指心态上的年轻，是对未来笃定和自信的态度。

没错，如果我们现在所做的一切都是为了给未来打下坚实的基础，那么不管我们的成绩如何，它们都是我们创业之路上的宝贵积累。一想到这句话，我就会觉得我所面对的困难并不是困难，而只是我前进路上的基石而已。

从覃老师身上，我得到了一个重要的启示：无论何时，都不要给自己的年龄设限，无论何时出发都不算晚。其实，以前我也常常与我的学生们分享关于不设限年龄的故事，但我的分享更侧重于鼓励他们勇于行动。然而，覃老师所说的话不仅仅是鼓励行动，更是鼓励坚持。

未来的路很长，我们一步一步走好就能抵达理想的彼岸。

此刻，我的头脑里出现了很多有关年龄不设限的故事。

我非常喜欢的一位企业家是褚时健先生。他被王石、王健林等知名企业家赞誉为"企业家的骄傲"，在中国商业史上，他是一个丰碑式的人物。

褚时健先生的人生有四个转折期：15 岁、31 岁、51 岁和 70 多岁。我想分享的是他在 51 岁和 70 多岁重新出发的故事。

他在 51 岁时出任玉溪卷烟厂厂长，这个区级卷烟厂当时濒临倒闭，是个"烫手山芋"，他接手之后引入现代化设备，进行一系列改革，经过 18 年的努力，将玉溪卷烟厂做到亚洲第一，世界第五，被誉为"烟草大王"。在这个阶段，褚时健先生达到了人生的巅峰，但很快他又遭遇了挫折。

1995 年 2 月，褚时健被举报，有人称云南个体烟贩向他家人行贿，他的妻子和女儿因此被关进洛阳监狱。同年 12 月，女儿褚映群在狱中自杀。1999 年 1 月 9 日，云南省高级人民法院判处褚时健先生无期徒刑，并剥夺他的政治权利终身。这一年，他 71 岁。

2 年后，褚时健获得减刑，后又获批保外就医，限制在老家活动。2002 年，74 岁的褚时健承包了一片荒山，开始种植他从未接触过的冰糖橙，也算是二次创业。最终在他 85 岁时，"褚橙"红遍大江南北。

巴顿将军说过："衡量一个人成功的标准，不是看他站在顶峰时，而是看他从顶峰跌落低谷后的反弹力。"从入狱到再次红遍大江南北，褚时健先生之所以能反弹，离不开他的坚韧和耐心。

我再分享一个故事：

王德顺先生，生于 1936 年，如今年事已高，白发苍苍，岁月在他脸上留下了深深的印记。然而，年龄并未使他向自己的晚年生活妥协。他用实际行动演绎了什么是"飞驰人生"。

为了丰富自己的生活，他在 44 岁开始学习英语。而为了追求理想，他在 49 岁时辞去了稳定的工作，成为北漂一族，从头开始。

在旁人看来，他是个傻子，明明只需再工作 10 年就可退休，拥有车子、房子及各种福利，而他却选择辞职追寻虚无缥缈的理想。然而，他没有听从周围人安于现状的建议，而是坚定地迈向自己的梦想。

57 岁时，他再次登上舞台，创造了世界上独有的艺术形式——"活雕塑"。70 岁时，他开始有意识地锻炼腹肌，随之而来的是他焕发的精神和年轻健康的心态。

有人问他关于肌肉衰老的问题，认为这是一个不可逆转的过程。然而，他回答道："你昨天做不到的事情，今天你能做到，这就是重生。就像动物一样的重生，比如蚯蚓、壁虎、蜥蜴等，只要精神依然存在，还能活动，就能获得新生。"

有人说他是一夜爆红。但是王德顺先生却说："为了这一天，我准备了整整 60 年……虽然我已经 80 多岁了，但我依然怀揣梦想，追求理想。一个人的潜力是可以挖掘出来的。当你说'太晚了'时，要小心，这可能只是你退却的借口。没有人能阻止你成功，除了你自己。"

这是王德顺先生面对他人质疑时，以坚定有力的声音说出的一段话。只要你有开始的决心，人生永远不会太晚，年龄也不应成为阻碍我们前进的借口。

年龄可以是岁月留下的痕迹，也可以是自己成就的里程碑。这类故事有太多。每当我自己遭遇人生挫折的时候，就会用这些故事激励自己。

他们并不只是故事，而是活生生的人生样本。这些活生生的人生样本会赋予我们内在的力量，让我们容光焕发。

在现实世界中，我会有意识地收集那些开悟较晚但勇敢行动的人生典范，并不断地分享出去，让更多的人从中受益。

在有生之年，我将用自己的能量去影响一个又一个人。同时，我相信一定会有人在看到这些故事时内心掀起波澜，因为他们也将打破年龄限制，重新出发。

每个人的人生只有一次，了解更多不同的人生样本，将使我们拥有更多的选择。

实际上，年龄并不设限，除了事业追求外，爱情和友情也同样如此。

在 2022 年，我带着一群私董去西藏旅游。其中，有一位叫颜哥的朋友是我们私董元哥的伙伴。他说："整个旅行过程中见证了三对情侣的爱情，让我重新相信了爱情。"

我和刘先生认识已经有 20 多年了，至今我们仍然可以畅所欲言，在话题上没有任何顾忌。

谁说爱情大多会在七年之后产生问题呢？对于保鲜爱情，年龄限制也不应存在。

关于无限制友情的故事，我想分享一个广告——玉兰油的年度大片广告。这则广告的主题是："有一种友情，让我们无畏岁月。"

有一个关于佳佳和皮皮 17 年友谊的故事：

"作为一个 29 岁的单亲妈妈，皮皮明白自己需要付出更多，才能证明一个人也能拥有精彩的生活。虽然她经营奶茶店时有些孤独，但当她接到一份大单时，第一时间就想与闺蜜佳佳分享。

然而皮皮无意中看到了佳佳手机上的信息，发现接到的大单实际上是佳佳为了支持自己的生意，自掏腰包请朋友喝奶茶。这就是真正的闺蜜，她在你困难时默默支持，用行动告诉你，你并不孤单！

当我看到这个故事时，被震撼了。

所以，年龄并无限制，不仅适用于事业，还适用于爱情和友情等许多方面。

只要我们无畏岁月，年龄将成为我们丰富多彩人生经历的沉淀。

愿我们都成为内心充满能量和希望的人，拥有无与伦比的智慧，在任何年龄都勇敢突破自我，拥抱一切。

抓住本质，把复杂的问题简单化

有一次我参加了一个创业家饭局，自我介绍时要分享自己在创业中做得最好的一个方面。我选择了关于搭建小团队的整套逻辑和操作方法。

当我透露我们公司团队成员只有个位数时，大家都感到非常惊讶，好奇我们是如何做到的。作为一个乐于分享的人，我立刻向大家分享了我们的方法，并且热情回答了每个对细节感兴趣的人的问题。听完后，大家都惊讶不已，原来团队管理还可以如此简单高效。

我从 2008 年进入互联网行业，已经有十几年的工作经验，这些年里，我一直处在高效运作的互联网氛围中。自然而然地，我学会了透过现象看本质，将复杂的事情尽可能简化的原则。

后来我参加了另一个饭局，这次是一个我服务的企业端的饭局。我们进行了非常开放的交流，在讨论团队的产出结果时，我指出了团队存在的问题。

我首先分享了我们团队的管理方法，我的企业端朋友们一听就意识到了自己团队管理的问题所在。以管理团队为例，我们要抓住问题的本质，即我们搭建团队的目的是什么。

是为了完成项目还是为了搭建团队本身？我坚信答案肯定是前者。因此，最合理高效的做法是根据项目需求来匹配团队人数。随着业务量的增加，如果需要增加人手，我们再增加人员。

相反，如果一开始就配置过多的人员，而不顾项目进度，这就是把简单的问题复杂化了。

我的另一位创业家朋友也犯了同样的错误。他在离开大公司后的第一步不是去找客户，而是建立了一个庞大的团队体系，一下子招了50多个员工。然而，最后发现业务量根本跟不上，远远无法与在大公司时的业务量相比，从而导致严重亏损。

意识到问题后，他迅速调整了团队，最终渡过了这个难关。我还有另一位创业家朋友也有相似的经历。可能是受到一开始接触的创业圈子的影响，我们一直认为创业就要有规模、有排场，于是第一时间租了超大的场地，雇用了很多员工。然而，恰巧碰上疫情，差点无法坚持下去。

在意识到这个问题后，我们缩小了团队规模，最终成功渡过了困境。在互联网时代，每个人都需要具备抓住问题本质、将复杂问题简单化的能力。

我相信每位创业家都希望掌握这种能力，那么如何真正拥有这种能力呢？

我给大家介绍一个三步法。

第一步是问自己做某件事的目标是什么。这个问题对于抓住问题的本质非常有帮助。前面的例子可能让人误以为任何事情都应该追求极简主义，但这是错误的想法。我想再举一个例子，以便大家更好地理解"抓住本质"的含义。

疫情结束后，我重新租了一个办公室，但这并不是基于办公室面积的大小。从节约成本的角度来看，当然应该以满足员工所需为主要衡量标准。然而，我租办公室的目的并不仅仅是为员工提供场所，而是为了我的核心用户在深圳也能有一个交流场地。从这个"本质"的角度出发，我选择了一个大小比较合理的办公场地。

因此，抓住问题的本质最重要的是问自己，做这件事情的目的究竟是什么？目标会让我们更接近问题的本质。

第二步是擅长迭代。随着业务和社会的发展，我们要不断迭代和调整。这种思维方式时刻提醒我们将复杂的事情简单化。我理解那种把简单事情复杂化的逻辑，实际上是出于对事情不能做好充分准备的恐惧感。我们总觉得准备得不够，总想要更充分地准备，结果明明很简单的事情却变得复杂。

在这个环节中，迭代思维非常重要。一切事物都不是静止不变的。当一个人擅长迭代，就不会害怕改变。

最后，拥有成长型思维是至关重要的。卡罗尔·德韦克（Carol Dweck）在她的著作《终身成长》中提到了两种思维方式：固定型思维和成长型思维。成长型思维的人往往更擅长透过问题看本质，将复杂的问题简单化。相比之下，固定型思维的人往往会做出错误的判断，最终将简单的问题复杂化。

根据《终身成长》这本书，固定型思维和成长型思维在许多方面存在显著区别：

对自身评价的准确度不同：固定型思维的人倾向于以"好"或"坏"来评估自己的能力。而成长型思维的人相信能力是可以培养的，并能以开放的心态评估自己的现有水平。

对成功的看法不同：固定型思维的人希望确保自己能够成功，花费过多时间来掩饰自身的不足，反而使问题变得复杂化。而成长型思维的人认为成功意味着能力边界的扩展，同时也需要通过不断学习来提升自己的能力。

对失败的看法不同：固定型思维的人如果在某件事情中失败了，往往会认为自己成了一个失败者。相反，成长型思维的人将失败视为一次经验，而不是将其作为对自身的定义，从失败和挫折中获益，并变得更加强大。

对努力的看法不同：固定型思维的人认为，只有无能的人才需要努力。而成长型思维的人认为，即使是天才也需要通过努力才能取得成功，他们既重视天赋的作用，又坚持不懈地努力。

如果你希望能够抓住问题的本质并将复杂的事情简单化，那么拥有成长型思维是至关重要的，因为它将为你打开更多的人生可能性。

美好的人生需要主动留白

　　"满则溢,盈则亏",这是万物发展的自然规律,也适用于人的生活。伊曼纽尔·康德是德国古典哲学的创始人和德国古典美学的奠基人,他一生中创作了无数哲学巨著。然而,无论每天的学术创作有多繁忙,每天下午四点,他都会主动留出一个小时的时间,在哥尼斯堡城郊沿着同一条路散步,走出了一条被称为"哲学家小道"的路径。

　　康德过着非常简单的生活。他坚持保持健康的理念,并学会过有节奏、有规律的生活,在工作期间也保持了适当的休息,这就是他的留白。正是因为康德过着简单的生活,并且会主动留白,他拥有充足的精力去思考和创作,创造出了令人惊叹的哲学花园。

对于女性创业者来说，最常被问到的问题之一是如何平衡家庭和事业的关系。大多数女性创业者对这类问题感到反感。然而，由于我一直在实践平衡人生的方法，所以我很愿意回答这类问题。

实际上，仅仅看到这个问题，我们就会感到巨大的压力。我们似乎需要在事业和家庭之间取得平衡，但我们自己又在哪里呢？我们好像每天都在忙碌，要么忙于事业，要么忙于家庭。

人们经常对我感到好奇：为什么你看起来真的能够平衡好事业和家庭？更重要的是，你的状态如此良好，到底有什么秘诀呢？

我还真的有个秘诀。先分享一个有趣的理论，叫作"三天打鱼，两天晒网"。传统意义上，这句话被理解为对学习和工作没有恒心，经常中断，无法长期坚持。然而，我有一个全新的理解。我认为人生需要主动留白，就像打鱼三天后要晒网两天一样。

听起来好像是在偷懒，但实际上这是经营人生的智慧。那么我是如何践行"三天打鱼，两天晒网"的呢？

平时，我采取的是"五天打鱼，两天晒网"的模式。如果你能看到我的朋友圈，就会发现基本上周末两天，我完全不更新。不管是工作还是个人生活状态，我都完全断网。

在节假日，比如春节，我更加专注于"晒网"。几乎整个假期，我都用来放松和享受生活。特别是春节，我至少会花大半个月的时间来"晒网"。

刚开始这么做的时候，我曾经收到人们的私信，以为我遇到了什么事情，才突然在整个春节期间消失不见。当得知我只是在完全享受生活时，他们感到非常惊讶。因为很少有创业者像我这样能够彻底放下工作。

这种做法确实需要一定的勇气和信念，但对我来说，这是一种平衡工作和生活的方式，同时也是给自己留出时间进行充电和放松的重要途径。

看到这里，你有答案了吗？

如果还没有，我说得更直接一些，能够平衡好家庭和事业，并且在平衡之后依然能够保持最佳状态，是因为我会在忙碌的临界点之前主动休息。

当人的身体和头脑被塞满了情绪和压力，积累到一定程度时，就容易感到疲惫或崩溃。我每周工作五天，到了周五晚上及周末的两天，只做自己喜欢的事情，包括陪伴家人。但我也一定会给自己留出独处的时间。

在整个春节假期里，我和全家人会早早回老家，每天在院子里晒太阳，思考吃什么美食，阅读自己最喜欢的书籍。

尽管出于工作需要，我无法完全放下工作，但我会主动降低处理工作的频率，只做最必要的事情。我享受工作给我带来的自由，也接受工作所需要的责任。

我主动给自己的人生留白，而且有规律地这样做。我知道有很多创业者也会给自己留白，但通常是在经历长时间的忙碌之后。

这就像一部手机，你会在使用一段时间后进行充电，这样也是对手机的养护。但如果每次都耗尽手机电量再充电，你会发现手机需要一段时间充电才能正常启动。人也是如此，当一个人精力耗尽时，即使给自己安排了恢复精力的时间，也会有一种精力久久都得不到恢复的无力感。

我和我的私董会成员 Grace 聊过同样的问题，她比我做得更彻底。她每周有两天完全放松，只做自己热爱的事情，并且这两天的时间不包括周末，因为周末需要陪伴孩子，无法完全放松，所以她会选择在平时工作日孩子不在家的时候抽出两天时间，完全做自己喜欢的事情。

跟 Grace 聊过之后，我瞬间感到自己还不够努力，于是在工作日里，我安排了与我的丈夫刘先生共度的时间。

我们每周的工作日至少会抽出半天时间一起去聚餐、聊天、看电影和爬山。这些安排表面上看似乎减少了我追逐事业的时间，但从精力恢复的角度来看，它让我在工作时更加专注和高效。

我如何生活，就如何分享，没想到这样的状态吸引了更多的人喜欢我。那些被我吸引过来的姑娘，要么与我一样一直在平衡人生的道路上寻找答案，要么是因为喜欢我而靠近我、希望成为我。

　　我也影响了很多人，让他们开始享受生活本身。无论我们如何追逐事业，都离不开对幸福人生的渴望。

　　既然如此，为什么不能在平凡的日子里主动留白，让这些留白滋养我们自己，让我们在当下就拥有真正的幸福人生呢？

给自己的心安一个家

"此心安处，便是吾乡"，心安定的地方，便是我的故乡。

这句话源自一个故事：

苏轼的好友王巩受"乌台诗案"牵连，被贬谪到岭南的宾州，这个地方非常荒僻，他的歌伎柔奴（寓娘）毅然随行。元丰六年（1083年），王巩北归，柔奴向苏轼劝酒时，苏轼问及岭南的风土，柔奴回答说："此心安处，便是吾乡。"苏轼听后深受感动，作了一首词《定风波》赞美她。

在中国，买房是最重要的事情之一，因为对很多人来说，只有拥有自己的房子才能获得安定感。我承认这一点的重要性，但还有一件大家很容易做到却经常被忽视的事情，那就是把自己的心安顿好。

把自己的心安顿好的人具备以下五个特征：

第一，追求自己热爱的事业。

许多人都有这样的经历，当你从事一项并不喜欢的工作时，心中会产生一种莫名的疲惫感，觉得喘不过气来，内心不安定，无从下手。然而，当你从事自己热爱的事业时，整个人会被点燃，内心涌动着无穷的力量，感觉无所不能。作为一个成年人，每天至少有八小时的时间花在工作上，如果你所从事的事业完全不被你认可和热爱，你就很容易陷入自我怀疑。自我怀疑是心灵安宁的最大敌人。

第二，爱自己，没有内耗，享受独处的时光。

爱自己的最好方式就是避免内耗。此外，每天都留出一段与自己独处的时间，用来做自己喜欢的事情，并全神贯注地投入其中。毕淑敏在《你要好好爱自己》中说："如果这一世，你能爱惜身体、珍重灵魂，那么从这个港口出发，你会成为一个身心平和的幸福小舟。一步步安然向前，驶入珍爱他人、珍爱万物、珍爱世界的宽广大海。"爱自己的人会从内而外地散发出心灵安宁的状态。

第三，接纳一切的发生，臣服于当下。

当你将心安放在当下，你会心平气和地接纳一切的发生。我曾在给学生们上课时分享过高效时间管理的诀窍，谈到了我在快节奏工作中的情况。我的学生"悦老师"问了我一个问题："我总是担心工作过快，会有遗憾和不安全感。""悦老师"是我学生中一个善于深度思考和提问的人。

结合她的问题，我在课堂上进行了互动，让大家投票判断"快"这个词是正面的、负面的，还是中性的。几乎所有人都选择了中性。如果我们把"快"与"遗憾""不安全感"联系在一起，快就会让内心感到极度不舒服。真正让心安宁的人对任何人和事有合理的批判心态，他们接纳一切的发生。

第四，关注健康，认真照顾自己的身体。

人大部分问题都源自情绪，而情绪在人体上最强烈的反应是胃部的不适。当身体不健康时，情绪很难稳定下来。我见过许多为了追求事业而牺牲健康的年轻创业者，当他们功成名就之后，因为身体问题，一下子显得苍老了很多。健康是一切的基础，身体是我们自己的，所以要少生气、多微笑。如果没有健康，其他一切都将成为空谈。

第五，向内求，而非向外索取。

有句话说，你若盛开，蝴蝶自来。成长的最佳方式是向内求索，每个人生来本自具足，向内求索，你将拥有一切。你自己就是问题的根源，若要如何，全凭自己。佛陀说："境随心转则悦，心随境转则烦。"一个人的快乐与否，完全取决于他自己，能看透这一点的人将获得超脱。

分享一个故事给大家：曾有一位妇女想要跳河自尽，被划船经过的船夫救了上来。船夫问："你这么年轻，有什么事情让你如此绝望呢？"妇女哭诉道："我结婚两年后，丈夫离开了我，孩子又不幸去世了。我觉得自己活在这个世界上已经毫无意义。"船夫又问："两年前，你并没有丈夫和孩子，过得自由自在，无忧无虑。现在，你被命运之船送回了两年前，你又可以自由自在、无忧无虑地生活！"妇女听了这番话，心中顿悟，高高兴兴地上了岸。

人生中的苦乐很大一部分取决于"一颗心"。愿每个人都能心安，无论何时何地都能拥有自己的故乡。

未来上展望自己：

让未来现在就来

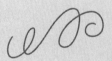

不必等未来，想要的生活，现在就拥有

27 岁时，我经历了一次手术。手术后医生告诫我，如果想怀孕，就需要选择一份较为轻松的工作，避免过大的压力对身体恢复产生不良影响。当时，我正在一家快速发展的创业公司工作，虽然承受了很大的压力，但其他方面的发展还算顺利，例如培训机会、晋升空间、薪资待遇和与同事的关系都相对不错。

与家人商量后，我决定辞职，寻找一份相对轻松的工作，同时备孕，打算开心迎接孩子的到来。离开公司后，我开始进行各种面试，一个月后，我原先公司的领导联系我，告诉我公司内部设立了一个较为轻松的职位，询问我是否有兴趣回去接受这份工作。

在深思熟虑后，我决定回到原公司，与领导进行沟通后，我们达成了共识，计划在下周一开始上班。然而，当我回到家后，我惊喜地发现自己已怀孕了。我对即将开始的这份工作非常向往，想要尝试坚持上班，但随后发现由于身体原因胎像不稳，我不得不被迫在家休养。

在经过一番思想斗争之后，我接受了在家养胎的现实，但也在那一刻，我突然感到自己失去了价值，情不自禁地抱住我丈夫刘先生大哭一场。

我问自己，我究竟想要什么样的人生呢？我当下的答案是非常想要生一个孩子。在我还年轻、身体没有出现问题、没有经历手术之前，我对于生孩子的渴望并不是很强烈。但是一旦身体出现问题，我的渴望就大大提升了。

除了生孩子，我还有其他的想法吗？是的，如果我只是待在家里养胎，我会感觉自己失去了人生的价值。我知道并不是每个人都会和我有一样的想法，人要么按照自己的想法活，要么按照自己的活法想。而我选择按照自己的想法活。

　　我继续追问自己：只有工作才能证明自己的价值吗？当然不是。这时，我脑海中出现了这样一句话："不必等待未来想要的生活，现在就可以拥有！"在家养胎的这段日子里，我可以完全支配自己的生活，这难道不正是我梦寐以求的人生吗？

　　为了消除对失去价值的担忧，我制定了适合自己、能够体现自己价值的安排。于是我做了以下事情：

　　我开始大量阅读。那一年，我读了三百多本书。

　　我规律地安排自己的生活，养成了自律的好习惯。

　　我回老家住了一段时间，享受和妈妈独处的时光。

　　我经常安排家宴，和朋友们度过更多美好的时光。

　　我学会了做菜，发现自己不仅仅是个会吃的人，还是一个擅长烹饪的人。

　　我加入了妈妈群，与其他妈妈们建立了联系。

　　我受圈子的影响开始海淘，并开了一家淘宝店。

　　回想起那一年的生活，我真的感到自己过得非常充实，也更有了人生的价值。正是这段美好的时光，强化了我一种重要的思维：你想要的生活，不必等待，现在就去拥有。

随后，我开始着手打造个人品牌，但我发现很多人的生活方式与这个思维有冲突。他们最喜欢说的一句话是："等我有时间了，我就会做什么。"比如：

等我有时间了，我就会学习如何打造个人品牌。

等我有时间了，我要像你一样去旅行。

等我有时间了，我会花更多时间陪伴我的孩子。

最令人啼笑皆非的是，有一次有个学生对我说："老师，我抽不出时间来上你的时间管理课。"我非常震惊，难道不正是因为总是没有时间、管理不好时间，才需要上我的时间管理课吗？

我经常与大家分享的另一句话是："不会就去学，没有就去创造。"将这句话与人生相结合，正是我所追求的这个价值观，"不必等待，美好的人生现在就要拥有"。

比如：

如果没有时间打造个人品牌，那我就从简单的分享开始。

如果没有时间陪伴自己的孩子，那我就从每天只有 30 分钟高质量的陪伴开始。

如果没有时间去旅行，那就每隔一段时间，在周末带着孩子们去周边的城市住一晚。

重要的不是能否完全实现，而是你能否有这些想法，并相信自己能够实现。

亲爱的姑娘们，你们如何看待这一点呢？如果你想在当下实现未来的日子，以下三个步骤至关重要：

第一步是"想"。通过思考，清晰地描绘自己未来人生的模样。很多人无法过上理想的生活，并不是因为他们不懂得如何实现，而是因为他们不知道自己到底想要什么。这就像我们开车出发，却不知道目的地在哪里。真正的渴望是内在驱动的。想明白自己的目标是一件非常重要的事情。

就拿关于我的那个故事来说，得知自己怀孕后，按理说应该是非常开心的事情，因为我轻松地怀孕了。然而，当时的我并没有那么开心，因为我总觉得不能再工作，觉得自己失去了价值。因此，人到底要什么，有时可能隐藏在这些细微的变化之中。

比起知道自己要什么，更困难的是真正地知道自己想要什么。表面上看，我需要一份工作，但实际上，我渴望实现自己的价值。就像我的一些学生找到我，其中有些人纯粹是为了赚钱，但也有很多人把赚钱视为一种工具。这两种观念并没有对错之分，因为不同阶段的人生所追求的东西是不同的。

在这一步中，我们依然要考虑"当下的想要"和"未来长期的想要"。如果你连当下都想不明白，我不建议你一上来就去考虑自己人生的终极目标。先思考一下当前自己最需要的是什么吧。

第二步，通过反复自我追问，找到实现目标的最短路径。

当我通过第一步发现自己害怕失去人生的价值时，我开始思考如何找到更多能够体现自己价值的方法。就拿我目前从事的事业来说，长期来看，我希望一直从事教育工作。有了这样的想法，我发现在面对当前困难时，我的心态更加稳定：我还有十年的时间，不着急。

作为一个喜欢自问自答的人，我通过不断自问自答的方式找到了自己未来人生的理想模样，以及如何在当下过得更加充实和明白。

那么如何将未来想要拥有的人生转化为当下可以行动的

事件清单呢？举个例子，如果你想成为职业经理人，你可以问自己：三年后，我想成为职业经理人，那么我现在可以做哪些准备呢？

你可以从选择合适的行业、积累人脉资源、培养职业经理人所需的能力模型、探索晋升路径等多个方面进行分析，从而找出具体可行的事件清单。

再举个例子，如果你希望在三年后成为畅销书作家，你可以考虑每天的写作计划、系统知识的积累、与出版资源的联系，以及与成功畅销书作家的互动等方面，找出具体可行的事项。

不必急于一步登天，我们要关注那些我们能够做到的事情，它们将使我们离目标越来越近。逐步行动，逐渐接近我们想要成为的模样。

第三步是行动，通过真实的行动，去追逐自己美好的人生。

这部分非常关键，就像我在怀孕的那一年所领悟的，我意识到并不一定要去公司上班才能体现自己的价值，我更注重的是个人价值的实现。

一旦明确了能够体现自己价值的事情，第一件事就是将它们罗列出来，就像制定清单一样，逐个完成其中的任务。

我想起了一部电影《遗愿清单》。该片由罗伯·莱纳执导，杰克·尼科尔森、摩根·弗里曼、西恩·海耶斯、比弗莉·托德等主演，于 2007 年 12 月 25 日在美国上映。这部电影讲述了两位身患癌症的病人偶然相遇，并成为好友。他们决定在剩下的日子里完成内心中所期望的"遗愿清单"。

有人对该片评价道："这是一部非常富有人生哲理的电影。它用一个相对华丽的布景给观众展示了个人在面对死亡时的坦然，揭示了人们对生活的热爱，激发了观众在其中共鸣的各种情感——亲情、友情、爱情等，给观众描绘了一个真正富有意义的人生。"

人生如戏，如果只有想法没有行动，那人生将是毫无价值的。你的人生毕竟需要你亲身去体验，只有规划而没有真实的行动，可能还不如没有明确目标的状态好。

如果你和我一样持有"未来的人生，不必等待"的思维方式，我相信你的每一天都会成为无与伦比的一天。开始行动吧，去追逐你美好的人生！

如何演出自信绽放的人生

24岁刚毕业的我，由于一个偶然的机会登上了一个有400人参与的分享会的演讲舞台。台下的听众都是比我营收更高、阅历更丰富的公司领导。

演讲结束后，我自信地走下舞台，听到旁边有人讨论说："这个小姑娘看起来很年轻，但是台风很好，讲得也还挺不错的。"我嘴角微微上扬，无法抑制内心的喜悦。

事实上，在此之前我真的紧张到想哭。

起初，我的自信完全是演出来的，因为我并不自信也不敢展现自己。当接到上台演讲的挑战时，我感到非常紧张。于是，我马不停蹄地准备演讲的PPT，在每天上下班的通勤路上背诵稿子。因为害怕不熟悉稿子，我在台下来回踱步，对着空气至少练习了100遍。

上台前，我还被告知穿的衣服不合适，临时与同事交换了一件白色西装小外套。我非常紧张，走上舞台时整个人都在颤抖。

我很庆幸能在24岁那年遇到一位非常好的演讲教练。他虽然不是专业的演讲教练，但他非常用心地教导我。他是Google大中华区的经理，甚至现在我连他的名字都已经忘记了，但我仍然深深记得他告诉我PPT要简洁、讲话的语速要慢，越紧张越要放慢语速。如果忘词了，就与台下的观众互动，顺着互动的内容继续往下讲。当然，如果能回忆起自己本来要讲什么，那就继续讲下去……

没有人知道我完全没有演讲经验，只是靠着这些技巧，再加上一点点专业能力，我成功地呈现了一场完美的演讲。

那次演讲让我意识到，原来不会并不是问题，只要用心演练、用心训练，你就能够获得成功、得到想要的结果。

我人生的第二份工作依然要求我上台演讲分享，这次我受邀到一个协会给众多创业者做演讲。

那一天，我跟我的同事一起出发，到了现场。我注意到迎接我们的人对我的同事格外热情。我的同事是一个比我大五岁的职场男性，穿着一身西装，给人一种庄重的感觉。

我还没来得及理解为什么人家对他那么热情而对我冷淡时，我听到一个人说："老师，你好！我们还有 10 分钟就要上台分享了。"我的同事微笑着回答说："我不是主讲老师，张小姐才是讲师。"

我没有受到这个小插曲的影响，继续按照我熟悉的方式准备演讲，就是那一套让我感觉无比自信的方法。

随后的工作中，我经历了许多次上台演讲的机会。我一次又一次地在这样的循环中成长，成为一个能够登上舞台，面对任何人群都毫不畏惧的演讲者。

有一句话叫作"先成为，再行动"。"演"正是这句话的一种生动展现方式。

当我确定要写这本书，并把大纲写出来之后，我突然失去了灵感。编辑一直催促我签订合同，于是我就签了。签约后，我开始告诉自己，我要"演"作家了，尽管我本来就是一位作家。

虽然我已经写了六本书，但在写第七本的时候，我仍然需要调整自己"演"的状态，这个方法对我非常有效。我重新回忆起过去写六本书时是如何"演"作家的，那就是不要将灵感与写作当成借口。将你想写的那篇文章放入你的大脑中，然后打开电脑或手机告诉自己，我现在是一位作家，开始用口述的方式将第一篇文章写下来。

当我写下今天这篇文章时，我的第七本书的进度已经接近 60%。正是因为我从"演"作家的身份重新开始，我又重新找回了作家这个角色。

无论是事业还是人际关系，每个人都扮演着许多角色。通过"演"这个词，我逐渐让自己离每个理想状态下的角色更近一步。我将每个角色都演绎得出色，就离自信绽放的人生更近一步。

这个方法非常有趣，我相信你读完后也会被激发。那么就从当下你最需要"演"的一个角色开始，去演绎你自信绽放人生的一个片段吧。

近者悦，远者来

春秋时期，楚国大夫沈诸梁因封地于叶被称为叶公，孔子周游列国，来到楚国的叶邑，叶公向他请教怎样治理一个地方。孔子回答："近者悦，远者来。"这句箴言告诉他要先让境内的人民欢悦无怨，这样远方的人就会慕名而来。

我也想分享一个在我身边发生的"近者悦，远者来"的故事。我有个学员名叫晓玲，在她还没有成为我的学员之前，恰好有机会来深圳出差，我们约定好时间进行面试。稍微说明一下，我招收的学员也会成为我私董会的成员，这个标准比较严格，学员报名后，我要一一对他们进行面试才决定是否招收。

　　整个面试过程非常顺利，恭喜她成功通过后，我立即告诉她："因为你刚好在深圳，我可以为你安排明天直接去媒体平台做一场分享，担任创业栏目嘉宾的角色。"

　　对晓玲来说，这场分享是她扩大影响力的绝佳机会。

　　晓玲稍微迟疑了一下，然后坚定地告诉我："老师，我明天已经预订了早班机票，但是这场分享如果能够安排上，我一定要去。"

　　我察觉到她的疑虑，便问道："你刚刚似乎有些犹豫，是什么原因呢？"

　　她回答道："因为我只支付了您一部分私董会的费用，而你已经开始提供服务，我有些不好意思。"

　　原来如此。我笑着对她说："你之所以只支付了一部分是因为企业的 U 盾没带过来，需要回到上海才能完成支付，而你现在正好在深圳，为什么要错过如此难得的机会呢？"

　　晓玲接着说："我也是从事培训服务的老师，您的服务简直一流。"

　　一切顺利推进，第二天晓玲前往媒体平台进行了一场精彩的分享。整个效果非常出色，同时也得到了良好的媒体背书，链接了优质资源。分享结束后，当天晚上晓玲搭乘飞机回到了上海。整个过程中，我并未再提起尾款的事情。令人惊讶的是，晚上她回家后，第一件事就是转账支付了加入私董会的尾款。

常常会有学生好奇，为什么我的用户总能写几千字的文章来支持我、为我加油，并在朋友圈和直播中全心全意地为我助力？

其实，答案就在孔子的箴言中："近者悦，远者来。"当人们接近我时，他们从内心获得喜悦，自然而然地愿意为我付出。

我记得有一次线下大课，第一位出场的嘉宾是我一个即将成为博士的私董会成员。他是深圳"孔雀计划"引进的人才。他的分享结束后，现场有一位我完全不认识的学生，叫宛宁，她参加这次课程是因为她妹妹的推荐。听完演讲后，她果断地提交了审核表，并希望能够与我们建立更深入的联系。

宛宁接触过深圳"孔雀计划"的人才，深知"孔雀计划"的价值。而我的那位准博士私董会成员在分享中全情投入地赞美我们，背后蕴含着深刻的价值。

这种情况不仅仅出现在事业经营中，人生也是如此。我有一群朋友，常年聚在一起。有时我们一起带孩子，有时孩子入睡后我们聚在一起小酌、品茶，畅所欲言地聊人生。

我们的圈子其实很小，但经常有一些朋友的朋友看到我们相处的状态后，就会很喜欢，然后加入我们一同共度时光。

仔细想想，"近者悦，远者来"的道理除了应用在商业上，还可以应用在其他方面。无论是事业还是人生，让身边的人感到愉悦，远方的人就会因此而来，这是一种美好的力量，能够创造无限的可能性。

我还有很多学生是关注我很多年的人，当他们下定决心学习如何打造个人品牌时，第一时间就会找到我，并直接报名参加我的课程。

我常常好奇，为什么大家在报名参加我的课程时总是如此爽快？很多学生告诉我，这是因为他们长期以来一直关注我的朋友圈和直播，能够真切感受到我们把大部分时间都投入在交付价值上，而不是仅仅关注成交。

当你把该做的事情做到极致时，成交也就自然而然地发生了。如果你发现销售某款产品特别困难，一部分原因可能是产品的价值没有得到充分展示，更重要的是因为老用户使用后的效果没有得到充分呈现。

你的注意力放在哪里，能量和结果就会聚焦在哪里。然而，要做到"近者悦，远者来"，并不仅仅是埋头苦干。在把事情做好之后，我们需要坦诚地分享自己在辅导用户过程中得到的一切真实反馈。

以我的新商业课程销售为例，那些真实的学习反馈不仅仅帮助学员做出成绩，拿到了实实在在的营收，还让他们的状态得到改善，跟周围人的关系也变好了。我们也鼓励学员进行更多的复盘，因为复盘不仅有助于更好地吸收知识，还让更多的人了解我们是如何重视并提供优质交付的。

定期创造一些事件，引导我们的用户进行集中爆发式传播，这也是一种很好的策略。我的私董会成员猫叔在 2022 年推出了"个人品牌创业俱乐部"项目，除了定期做分享，他还鼓励听分享的核心用户去影响更多的人参与其中。

我们必须始终将注意力放在交付价值上。即使我们在影响力事件方面做得很出色，但如果交付无法跟上，最终只会破坏之前付出的努力。

我的另一位私董会成员妙师曾说："营收是收钱，交付是收心。"成交只是一切的开始，只有通过真心实意的交付，才能够赢得人们的心。

在这个世界上，那些能取得更好成绩的人是什么样的呢？他们是有许多人希望他们过得好的人。

"近者悦，远者来"，希望我们的每一位伙伴都能将注意力集中在让靠近我们的人越来越欢喜的事情上，这样远方的人就会因为这份喜悦而被吸引过来。

按自己的节奏过一生

有一段时间，我变得特别焦虑，无法像以前那样专注于自己的事业。我总是不断比较自己和别人，忍不住去查看那些比我更加努力、取得更好成绩的人的朋友圈。一看之后，焦虑感更加强烈。我甚至把一些人设为星标，就像每天阅读一本书一样，无法控制每天查看他们的朋友圈。

随着时间的推移，我的节奏完全被打乱，心态变得非常糟糕。我无法好好处理手头的事情，对于想尝试的新项目犹豫不决，陷入了长时间的内耗中。我意识到这样的状态不好，但却无力改变，于是我将那些打乱我节奏的人的朋友圈屏蔽了。

我以为屏蔽之后情况会好转，但事实证明，我仍然经常忍不住主动查看对方的朋友圈。每当看到他们努力奋斗，我就责怪自己为什么不够努力；每当看到他们取得成绩，我就觉得自己不如他们。我的心和节奏完全不在自己身上，而是完全依赖于别人。

那段经历真是非常魔幻，幸运的是，我很快意识到了自己的状态，并迅速调整自己，重新将注意力放回自己身上，找到了自己人生前进的节奏。这就是我想说的，想要按照自己的节奏生活，要注意的第一点就是，把心装回自己身上。

我把心装回自己身上，再重新关注那些被我屏蔽的人的朋友圈，心态就完全不同了。当我看到他们休息时，我会思考他们休息的方式是否适合我；当我看到他们努力时，我会问自己是否有值得借鉴的努力方式；当我看到他们取得好成绩时，我会先祝福他们，然后再问问自己是否想要做同样的事情。真的很神奇，心安放在自己身上后，世界的景象完全不同，虽然环境和事物依然是一样的。

我从此悟透了一个道理：人生最好的节奏就是适合自己

的节奏。很快，我又找回了自己在生活和事业之间的平衡，这种状态让我感到快乐和满足。我意识到，慢慢前进比匆忙而不确定地前进更加有意义。

回想起来，我发现其实一直以来我都在按照自己的节奏生活。在 2011 年底，因为怀孕，我选择了在家养胎，放弃了一个非常好的工作机会。在 2018 年，我意外怀上二胎，这是我创业的第三年，正处于高峰期，但我选择将手上的项目做到最好，放下了其他合作项目。每年的春节，我会消失至少半个月，只专注于服务正在上课的社群。

起初，有些朋友甚至私信我是否发生了什么特别的事情，因为我不再更新朋友圈和公众号。表面上看，我按照自己的节奏放弃了许多机会。但每次我回归到自己的节奏之后，我的人生和事业都会迈上一个新的台阶。这种自主选择和追求内心平衡的方式，使我在自己的人生旅程中获得了更多的成长和满足感。

按照自己的节奏来过一生，要注意的第二点是，松弛有度。按照自己的节奏生活并不意味着懒散消极，而是将注意力放回自己身上，并深刻理解松弛有度的重要性。尽管在表面上看我放弃了很多机会，但实质上我活得非常自律。因此，我们所吸引的人也将是同频的人。

有一次，我与我的学生晓玲进行直播连麦，她当时 47 岁，而我 37 岁。我觉得任何赞美都不足以形容她的美好。第一次见到她是在深圳，当她从远处走来时，我心想，等到我和她一样年龄时，我也要像晓玲一样活得通透并绽放光彩。

在那次连麦中，晓玲恰好正在外地出差，与朋友喝完小酒吃完烤串，准备去看刘老根大舞台的演出。然而，因为提前与我有约定，她在喝了一点小酒后就在车上与我连麦。她说："现在是我人生最美好的时刻，左手是我热爱的事业，右手可以在全国各地游历，享受生活。"她还告诉我，她打算再做三十年这份事业。所以，无论遇到什么情况，晓玲都有自己的节奏。

连麦结束后，许多伙伴对我们的连麦深有感触。一个女人最美好的岁月与年龄无关，而是关乎她是否能找到自己的人生节奏，并活在其中。我并不是时刻都活在自己的节奏里，但自从我拥有了"按照自己的节奏过一生"的人生愿景后，我能够平静地接受失去节奏，并且很好地重新找回自己的节奏。

在我写这篇文章的前几天，朋友圈被一位电影明星刷屏了。她是61岁的杨紫琼，凭借电影《瞬息全宇宙》获得奥斯卡金像奖，我非常欣赏她。在获奖时，她说了两句话，我想与你分享：

"不要用你的能量去忧虑，而是用你的能量去相信，去创造，去信任，去成长，去发光，去治愈。"

"不要让任何人告诉你，你已经过了你的巅峰时期，永远不要放弃。"

当你相信自己，打破限制性的观念，你也可以成为自己人生的奥斯卡影后！

按照自己的节奏过一生，要注意的第三点是，时刻告诉自己："我很优秀，我很好，我有自己的人生节奏。"然后去找到自己的人生节奏，并活在其中。这样的女孩必然眼里有光，心中有爱，并会把无尽的祝福传递给那些也活在自己人生节奏中的人。

成为有力量感的人

我擅长利用互联网打造个人品牌，但我也认可线下面对面会见的重要性。因此，我定期举办线下课程。其中一次，在年底举办了一场规模超过 300 人的线下跨年大课。这次大课结束后，许多媒体都对我们进行了报道。

我的一位邻居也参加了这次大课。之后，她发来了一条信息说："你在舞台上和平时接触时完全不同。"她的言外之意是我在舞台上的表现与平时判若两人。我回答道："是的，很多学生在线下见面后，我并没有出现传说中的'见光死'，反而他们更加喜欢我。"尽管我身高只有 1.58 米，但当我化着精致的妆容，穿着量身定制的西装，搭配合适的高跟鞋站在舞台上时，气场十足，加上我授课的风格是有力量、幽默且内容丰富的，给人一种能量满满的感觉。

这种能量并不仅仅与身高和年龄无关，甚至与学历背景也无关，它源于我的自信和对专业知识的笃定，这些从内心自然散发出来。

很多时候，一个人之所以被他人吸引，是因为这种内在的力量感。这并不是说专业能力不重要，而是说即使一个老师非常专业，如果无法通过独特的教学风格有效传播知识，其专业能力也会大打折扣。

一个人的能量是他最大的风水。评价一个人不是看他风光时，而是看在低谷时，是否能够快速调整自己的状态，以最好的能量面对和应对一切。低谷反弹的速度往往决定一个人事业和人生所能达到的高度。

这里我教你四个方法，让你成为有力量感的人。

首先，要日复一日地修炼自己。人的底气始终源自真正的实力。如果一个人只是将所有时间用于修饰，让别人认为自己有能力，那么你就是一座空城，最终会崩塌。因此，要成为有力量感的人，就要不断夯实基本功，提升专业能力。

其次，要坚定地表达自己。真正有力量的人不在于说话声音的大小，而在于表达观点时的坚定和眼神的神采。我的学生们第一次见到我时，会惊叹为什么从我这样瘦小的身体中能爆发出如此巨大的力量呢？因为我内心笃定，并且每次表达观点时都非常坚定。怯生生的表达必然会大打折扣。

再次，找到使自己变得有力量的方式。每个人调整自己获得力量的方式都不同，很多人根本没有意识到，成为有力量的人这件事本身就非常有力量。一旦你有了这个认知，最重要的是去发现怎么做才能使自己变得更有力量。

对我而言，当我遇到消耗能量的事情时，我会帮助学生解决他们在个人品牌上遇到的问题。这样做能够有效恢复我的能量，并重新展现力量感。这是热爱自己所从事的事业的最好证明，因为即使状态不佳，仍能做好一件事，这说明热爱起到了重要作用。

举个例子，我在讲线下课时一定会穿上我的"战袍"，也就是定制的西装搭配漂亮的高跟鞋。只要我穿上漂亮的高跟鞋、定制的西装走向舞台，与迎接我的人握手，我就进入了最有力量的状态。每个人的方式都是独特的，你也会有自己拥有力量的方式。从今天开始，一定要收集一些让自己更有力量的方法。

最后，发自内心地相信自己能够走出任何困境。人常常在困境中失去能量。我发现，对我而言，内心深信自己能够克服任何困境，是拥有力量感的重要因素之一。

坚定和不坚定之间存在着很大的差别。当你坚定时，你会将注意力放在自己身上；而当你不坚定时，你会将注意力放在困难和他人身上。坚定从不意味着没有困难，而是不害怕困难。

我曾经遇到过一些人生和事业上的困境，但我坚信我最终能够走出来。因此，我能够更加从容地面对这些困境，并且更容易化解它们。你的心有多大，舞台就有多大；你的心有多坚韧，你就会多么无坚不摧。愿你拥有力量感，去拥抱人生的无限可能性。

别假装努力，结果不会陪你演戏

我很喜欢一部日本电影，叫《垫底辣妹》。

故事中，工藤沙耶加是一位时尚女孩，就读于名古屋某女子高中。她打扮时髦可爱，每天化着浓妆，与朋友们玩得不亦乐乎，对学习漠不关心，因此成绩一直垫底。沙耶加自暴自弃，认为自己愚笨，将宝贵的青春荒废得一塌糊涂。

她的母亲看在眼里，心急如焚，担心即使内部升学也会面临落榜。于是，她建议沙耶加去参加补习班突击一下，改变现状。正是在这个机会下，沙耶加来到了坪田开设的补习班。

初次见面，沙耶加的时尚打扮让坪田瞠目结舌，这女孩金色卷发、浓妆艳抹，戴着耳环脐环，短衣短裙，他从没见过这样的学生。然而，这对师生性格坦率爽朗，他们很快打成一片。

在测试后，坪田惊讶地发现，沙耶加已经是高二学生，知识水平仅相当于小学四年级。面对前所未有的挑战，坪田既没有嘲笑，也没有气馁，反而称赞沙耶加的想法是"天才级的构思"，甚至承诺要在一年内帮助她考上名门学府庆应大学。

虽然不理解沙耶加为何在学习方面如此薄弱，但坪田敏锐地察觉到她所拥有的实力和潜能，这是她自己都未曾发现的。

师生二人携手朝着一个高不可攀的目标迈进，但途中却遭遇一次又一次的挫折和打击。总是遭遇失败的沙耶加自信心屡次受挫。幸好，坪田、母亲以及喜欢她的同学森玲司等人始终在她身边给予鼓励，让她勇敢站起来，擦干泪水和汗水，继续前行。不知不觉中，曾经成绩垫底的小辣妹离她的目标越来越近。

在老师的鼓励和自己的努力下，她终于实现了梦想，进入了理想的大学。

唯有真正的努力，才会水到渠成。

我还在职场时，由于工作需要，经常进行招聘面试。虽然我的整个面试过程很短暂，但我选人的眼光还算不错。

在面试中，我常常向面试者提出一个问题："在上班期间，你在岗位上最常做的事情是什么？"这个问题很少被问到，因此面试者往往没有预先准备，他们的回答是最真实的反应。

如果是一个整日无所事事的员工，在回答这个问题时，他们的眼神会闪烁不定。如果是一个认真负责的员工，他们回答这个问题时会非常有条理。一个简单而直接的问题往往能让我快速筛选出适合我们公司岗位的员工。

创业后，我教学生们打造个人品牌，经常问我的学生："请告诉我，在哪些地方可以看出你在个人品牌定位方面的努力，是在朋友圈、短视频平台、公众号还是直播间？"

当这个问题被提出时，没有真正努力的人会感到惭愧。

而那些真正努力的人往往会回答："老师，我知道自己应该怎么做了。"

我以自己为例，不论是观察我的朋友圈、阅读我的书籍，还是浏览我的公众号文章，甚至是观看我在公共领域的展示，都能清晰地看出我的创业核心方向是帮助个人和创业者打造个人品牌。

什么是假装努力呢？

我一直坚持健身，认为办健身房会员卡的目的就是定期去健身房锻炼。然而后来我才了解到一个真相，据说健身房能够成功经营下去，是因为很多人只是买了会员卡，却从未去过健身房。如果每个购买了健身房会员卡的人都真的去健身房，普通的健身房根本容纳不了这么多客户。

我想到这就像很多人买了书，就假装自己已经读过了；报名课程学习，就假装自己已经上完课了；在朋友圈分享了今天的行程，就假装自己已经很忙碌了；听到一个道理，就假装自己已经完全理解了……

我们从来不以听到一个道理为标准来判断自己是否真正

理解了这个道理，而是以真正付诸行动来证明自己是否真正理解了。

人生是属于我们自己的，不是为了给别人表演而存在的。如果我们只是假装非常努力，结果只有孤独地演给自己看。

小米的创始人雷军说过："你不要用战术上的勤奋，去掩盖战略上的懒惰。"

当一个人没有令人瞩目的成就时，很容易通过夸大自己的勤奋来标榜自己，但如果没有实质性的进展，只会让自己更加不自信。

如果你发现自己陷入了努力却没有结果的境地，务必停下来问问自己是否在进行无效的努力。无效的努力是表面上看起来很忙碌，甚至不敢放松，但实际上工作时间非常有限，思考却过多。这样的努力只会是自己感动自己而已。

真正优秀的人从不将注意力放在自己有多努力上，而是这样做：

第一步，花时间设定清晰而简单的目标。

对于那些常常假装努力的朋友，在开始阶段，不要设定过于复杂的目标。复杂的目标容易导致放弃，并给自己找借口假装很努力。这个目标可以是学业、职业或健康方面的。无论是哪个方面，在这个阶段，制定明确而简单的目标是唯一的准则。

当然，如果你非常了解自己，清楚自己属于那种必须设定复杂重大目标才能行动的人，那么你可以为自己设定具有挑战性的目标。

第二步，真正行动起来，专注于实现目标。

意思就是，要将所有的注意力都集中在围绕目标展开的行动上。

举个例子，假设我想养成每月阅读五本书的习惯，那么每天我都要以阅读为中心制订计划，并按照进度进行跟进。

将每个目标拆解成具体可行的小行动是非常重要的。在《微习惯》一书中提到，当我们想要养成新的习惯时，常常会设定宏大的目标，但很快就遇到困难和挫折，最终放弃了习惯的养成。这是因为，我们的大脑对改变习惯的抗拒很强。微习惯的原理就是通过采取微小而简单的行动，来逐渐培养习惯，并打破大脑的抵触情绪。

因此，微习惯不仅不会给你增加任何负担，而且具有强大的"欺骗性"，是一种非常有效的养成习惯的策略。当你开始按照微习惯策略中提到的符合大脑规律的方式行动时，持久改变其实很容易实现。就像我们要养成跑步的习惯，只需设定每天跑 500 米的目标，你会发现实际上跑起来，500 米根本不够，但由于这个目标简单明确，反而更容易付诸行动。

第三步，行动后进行复盘迭代。

如果我们发现设定的目标过高，就需要通过复盘来降低目标；如果发现目标设定过低，就需要通过复盘来增加目标的难度。

我们作为人类拥有的重要优势之一就是我们具有主观能动性，我们应该充分发挥自己在这个世界上的所有主观能动性，而不是一直在低水平的重复中徘徊，这样的重复最终无法带来真正的成果。

真正有效的努力是让我们人生的每一步都有意义和价值

的努力。通过进行复盘，我们可以审视自己的目标设定是否合理，并及时进行调整。这种反思和迭代的过程能够帮助我们保持进步，不断提高自己的能力和成就。

总之，行动后进行复盘迭代是确保我们的努力真正有效的关键。通过不断审视和调整，我们能够使每一次努力都更加有意义，让人生的每一个阶段都精彩。

关系上经营自己：

好的关系，让你的人生如鱼得水

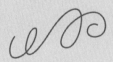

有爱的关系，从说"我错了"开始

世界上最有力量的一句话，就是"我错了"。

我是一个喜欢赞美和示弱的人。赞美指我总是第一时间寻找他人的优点，并毫不吝啬地夸奖对方。示弱则是指我在生活中经常主动承认自己做不到，从而获得更多人的帮助和支持。但与此同时，我却不太擅长说"我错了"。有时候，即便确实是我做错了事情，我也常常试图通过讲大道理来保留一点面子。我过去认为承认错误是软弱的表现，直到我学会说"我错了"才意识到，这才是真正内心富足和有力量的表现。

在我开始说"我错了"之后，我的生活得到了更多的爱和关注。没有人认为我是一个弱者，相反，他们认为我勇于承认错误并非常谦逊。当我说"我错了"时，对方往往会感到惊讶，因为他们以为我会像往常一样讲道理。然而，结果却是我只说了三个字，直接改变了氛围，问题也很快得到解决。

"我错了"这句话适用于许多场合。你会发现，当你承认自己的错误后，对方很快会放下戒备，开始寻找自身的错误，双方的注意力都转向如何做得更好，而从未出现过我想象中的情景，即对方指着我的鼻子说："你愿意承认错误最好不过。"

在工作中，当你与同事讨论项目进度时，如果我们把重点放在指出别人的错误上，所有人都会感到紧张。每个人都不愿意承认自己在项目中犯了错，导致会议氛围变得非常沉重。然而，如果你作为领导，首先坦率地承认自己在项目中犯了错，你会发现其他人也开始自省找原因。因此，承认"我错了"是一个很好的方式，可让大家从自身找原因。

在亲密关系中，本来就不存在对错，倘若两个人正在激烈争吵，突然你降低音量，语气柔和地说："刚刚是我做错了。"你会发现对方立刻接着说："我也有做得不够好的地方。"我将这种方法应用在我和丈夫刘先生之间，两个人完全摆脱了之前那种为证明自己是对的而僵持不下的强硬感。

《了凡四训生意经》这本书中也讲到一个故事：一位企业家离婚后参加了智然老师的《了凡四训》课程。在课堂上，有一个设定目标的环节，他设定的目标是："我要家庭幸福。"当他听到老师讲到"我错了"时，突然醒悟过来，当天就给前妻打了个电话，接通后他说的第一句话是："我错了。"前妻愣了一下，不敢相信，问他说了什么。他回答说："我真的错了。"前妻的眼泪一下子涌了出来，十多年来，他从未说过这样的话。课程的最后一天，他没有来上课，原来他去找前妻复婚了。一句"你错了"，即便是亲人，也可能变成敌人；一句"我错了"，即便是敌人，也可能变成亲人。

在与孩子相处的过程中，我改变了以往总是试图向孩子灌输道理、摆出权威姿态的形象。我开始找出我与他们相处时做得不够好的地方，当真正发生冲突时，我会说："刚刚妈妈确实做错了。"出乎意料的是，我的孩子们脸上突然露出笑容，他们会说："妈妈，你没有做错什么，我觉得好像是我做错了。"然后我们一起分析如何做得更好，这是我完全没有预料到的情况。

再讲一个故事：美国总统华盛顿小时候曾偷砍他父亲的樱桃树。当生气的父亲问是谁砍了树时，小华盛顿胆怯地承认是他，并向父亲道歉。令他吃惊的是，父亲不但没有惩罚他，反而摸着他的头说："我为你的诚实而高兴，因为那是比樱桃树更宝贵的东西。"

周恩来总理说过："错误是不可避免的，但不要重复错误。"勇于承认错误、承担责任、改正错误，是自我完善的起点。分享这个故事是为了提醒作为父母的我们，在孩子犯错并勇于承认错误的时候，不要继续指责他们，而是赞扬他们勇于承认错误。

过去为了证明自己的权威，在教学中，当有人指出我某件事做得不好时，我会坚持己见。但现在，当有人在我的直播中指出我用词不准确或不够严谨时，我会说："谢谢你指出我的错误，请与我联系。"令人意想不到的是，这个行为让我在直播间收到了很多人的赞扬，他们夸我是一个可爱、谦虚的老师，而不是高高在上的形象。

"我错了"这句话真的很难说出口，但是一旦你开始说，你会发现它带来了许多意想不到的回馈和收获。今天这篇文章没有一二三步的方法论，只是想与你分享在生活、工作等方方面面都适用的"我错了"这三个字。

从今天开始，如果你发现在与他人相处的过程中自己确实犯了错，主动说一句"我错了"，你会发现这三个字可以开启意想不到的美好人生。

父母是"原件"，孩子是"复印件"

不得不承认，养育孩子比创业至少难三倍。在我养育两个儿子数年后，对此有着更深的认识。

我当妈妈一开始毫无经验，算是无证上岗，跌跌撞撞地走到了今天，我们家的大宝被大家视为天使般的宝贝，仿佛集合了所有美好的品质，然而即便如此，我和他之间也时常发生冲突。每次冲突之后，我常常后悔并过度反思：他有多好，我有多错。

后来，全国放开了二孩政策，没有人知道，我不想生二胎的一个原因是，我担心将同一套育儿方法应用于第二个孩子身上，可能会培养出完全不同的宝宝。毕竟，每个宝宝的个体差异非常大。果然怕什么来什么，小宝和他哥哥完全不同，许多我之前采用过的方法都"失灵"了。

在育儿之路上，我和许多人一样经历了无数焦虑。在过去的育儿过程中，每当出现冲突，我会觉得双方都存在问题。当我把问题归咎于孩子时，我感到无力；当我把问题归咎于自己时，我感到挫败。

然而当我理解了"父母是'原件'，孩子是'复印件'"这句话的含义后，我从内心接受了它。在亲子关系中，面对一切问题，我开始从自身找寻答案，这样我不再有挫败感，而是真正承担起作为父母的责任。

有段时间，我发现大宝特别喜欢撒谎。一开始，我和大多数父母一样，非常严厉地制止他，并且认真而严肃地与他谈论撒谎的坏处，反复强调不要再撒谎。这就是在"复印件"上寻找问题，但很快我发现这种方法完全无效。

后来，我回到了"原件"上去寻找问题。我反省了自己，真正让孩子撒谎的原因是过去当他犯错误时我反应过度，导致孩子害怕，而在害怕的情况下他们就选择撒谎。随后，我改变了我这个"原件"，但他立刻就不再撒谎了吗？并不是，这需要一个过程。

我印象最深的是大宝上三年级的时候，有段时间他突然不爱下楼去玩了，每天都待在房间里。开始时我问他在干什么，他说在看书。几天后，我突然想起 iPad 就放在他的房间里，果然检查 iPad 后，发现他偷偷地玩了一个多小时，其中一部分时间是在玩游戏。

我们之前曾就玩游戏进行过沟通，规定了只有在周五、周六和周日才能玩游戏，平时上学期间是不能玩游戏的。

我平静地问他："妈妈发现了你的一个小秘密，你知道是什么吗？"他似乎也知道迟早会被我发现，诚实地回答："妈妈，我偷玩了 iPad。"

我说："没关系，是不是因为 iPad 放在家里，你受不住诱惑？你需要妈妈帮你什么吗？"

他主动提出："妈妈，周一到周四你帮我把 iPad 藏起来好吗？"

我答应了他："好的，我会配合你。"

整个沟通过程非常温和。我继续对他说："无论将来发生什么事情，只要你愿意，不管做了什么，都不要害怕告诉妈妈，妈妈不会生气，一定会与你好好沟通。"

从那时起，虽然他偶尔还会撒一点小谎，但每次他撒谎后，我都用同样的方式对待他。后来，他再也没有撒过谎。

一个人要改正自身的错误是非常困难的。在这个世界上，几乎没有人会对自己百分之百满意，我对自己也不是百分之百满意。但是我接受了不完美的自己，并且如果我想要改变，我会给自己改变的时间和空间。我用同样的方法对待我的孩子，发现只要"原件"没有问题，"复印件"通常也不会有问题。

如果你发现你的孩子缺乏自信，在"复印件"上找问题，我们会思考孩子为什么缺乏自信；在"原件"上找问题，我们的注意力会放在是否我们过于保护他们，使他们失去了恢复自信的机会。

如果你发现你的孩子嫉妒心强，在"复印件"上找问题，我们会思考孩子为什么嫉妒心强；在"原件"上找问题，我们的注意力会放在是否我们经常拿他与其他孩子进行比较，从而激发了他的嫉妒心。

如果你发现你的孩子不喜欢阅读，在"复印件"上找问题，我们会懊恼孩子为什么不喜欢阅读；在"原件"上找问题，我们的注意力会放在是否我们每次出现在他们面前时都在玩手机，而不是积极地阅读。

每件事背后都有原因，成为智慧型父母是每位父母一生要不断修炼的事情。在未来的日子里，让我们共同接纳自己的不完美，并不断努力成为智慧型父母。

好的婆媳关系是婚姻助力

TVB 的《宝宝大过天》在热播时引发了广泛讨论，剧中的婆媳矛盾成为焦点。女主角雅悠是一位全职太太，她做事有条理，对孩子的教育非常严格。而婆婆美欢则与她截然不同，喜欢随意生活。两人在育儿观念和生活习惯上存在分歧，常常产生摩擦。

婆媳矛盾是每个家庭都难以避免的现实，有时甚至会导致夫妻感情破裂。

起初，我和婆婆的关系一般，尤其是婆婆认为自己的儿子如此优秀，跟我结婚多少有些不满。一般而言，婆媳之间存在一种对应关系，在婆婆看来，儿子是她的心肝宝贝，突然多了一个儿媳妇，不仅分走了儿子的爱，还指挥儿子做这做那，很容易把儿媳妇当成对手。

在我生完孩子后，我们曾因育儿观念的分歧吵过架。另外，我从来都不做家务，而婆婆总是听到别人家的媳妇多么勤快能干，心里更加不平衡。但实际上，我从小到大就是个不爱做家务的人。

有一次，我的闺蜜送我和婆婆回老家，在车上，婆婆对闺蜜说："丹茹真的很懒，在家里几乎不干家务。"我的闺蜜回应道："阿姨，丹茹特别会赚钱，要拥有这样一个儿媳妇也不是一件容易的事情。"婆婆没有做出回应。

后来我们关系如何改善的呢？是从关注对方的优点开始的。比如婆婆注意到我不做家务，我解释并非因为懒惰，而是将几乎所有的时间都投入学习、运动和照顾孩子上。你把时间和注意力放在哪里，就会有相应的结果，我在职场上的投入很快得到了晋升和加薪的回报。

另外，我意识到婆婆真的很擅长时间管理，她能够照顾孩子并做好饭菜，一切井然有序。她还有一个可贵的品质，从不干涉我和丈夫刘先生的事情。种种小细节让我们开始相互欣赏。我也深刻认识到什么是"家有一老，如有一宝"。

最重要的是，真正智慧的人并不是在关系中占上风，而是能够激发对方的善意，营造家庭其乐融融的氛围。

我对婆婆说："你要买什么，就告诉我，我来买。"有一次她告诉我她的睡衣不够了，我直接给她买了四套完全不同款式的睡衣。本来我是想让她从中挑选两套，但没想到她四套都喜欢，所以我们就都留了下来。

我在一本书中提到要学会夸奖婆婆，这本书叫作《向前：新女性的 IP 打造》。有一个学员问我："我也想夸奖，但我真的夸不出口，该怎么办？"我向她分享了我的经验。起初我也夸不出口，所以便借助孩子来夸奖。比如，婆婆做的饭菜，每次大宝都吃得特别香，我就不会放过这个让家庭氛围更好的机会。我会反复问孩子："好吃吗？"大宝每次都回答："非常好吃！"然后我继续问："是谁做的这么好吃的饭菜？"他会接着说："阿婆（奶奶）做的，很好吃！"这时，我不用看，就知道婆婆一定高兴坏了。

以前我常常说，想要一个家庭的氛围好，丈夫的责任很大。首先他要意识到，虽然他的妈妈是他的妈妈，但他现在已经组建了一个新的家庭，所以他要把注意力放在我们这个小家庭上。在自己的妈妈和妻子发生冲突时，他要站在妻子的一边。

我分享这个观点后，很多人说，我之所以能够幸福，是因为我的丈夫一直支持我。事实上，我们家从未出现需要我丈夫站队的具体事情，他的日常行为就能让我感受到他对我的爱。我也深刻认识到，如果一个男人连自己的母亲都不爱，那他很难成为一个真正负责任的人。

好的关系都是经营出来的，婆媳关系中的最大受益者一定是我。我特别喜欢待在家里，因为我们家的氛围总是欢乐和谐的。

一个智慧的女人影响三代

我的学生惠冰在轻创圈教育合伙人的群里分享了一张照片，是她经过我的母校东山中学时拍摄的。我说我的高中母校非常厉害，是叶剑英元帅的母校。按理说接下来应该是我讲述我是如何考上这所学校的，但实际上我坦白地说，我是以付费择校生的身份进入这所学校的，花费了五位数的学费。

然后我分享了我从这所学校中得到了什么：

我结识了刘先生，我们相识于十几岁时，到现在已经有20多年了。

我还有一个闺蜜，也是在这所学校认识的，几乎每个月都会聚会几次。

我的大宝和闺蜜的女儿是青梅竹马，从小一起玩耍长大。

我的一些同学在不同领域都有一些成就，我从中结交了很多优质的人脉。

他们夸我在教育上的投资太精准了，这些钱花得真的很值。我顿时领悟到，原来二十多年前我就懂得用钱来精确地投资自己。同时，我也突然对我妈妈心生感激。

我是在单亲家庭长大的孩子，妈妈一个人经商拉扯大我们三个孩子，回想起来真的不容易。老话说"好女人旺三代"，真的很有道理。

我和妈妈之间的感情实际上非常复杂，她对我产生的影响已深深地刻在骨子里。说这些不仅是想让大家回忆起自己和父母之间的感情，更重要的是，我们要从中学会经营家庭关系的智慧。

第一，妈妈是一位勤奋而努力的智慧妈妈。她每天辛勤工作，从早忙到晚。白天经营自己的店铺，晚上定期去接货，有时忙到凌晨才回来。我相信我现在的勤奋和努力一定是从她身上继承来的。每个人心里最清楚自己是否足够努力。

第二，妈妈是善于借助外力的智慧妈妈。我常说，我们可以在人生中实现平衡。妈妈每天都非常忙碌，但她还会尽力给我们做饭吃。如果到了饭点没有时间做饭，她会打电话给街尾的饭店，让把饭菜送过来，所以我从来没在家里挨过饿。平衡并不意味着事事亲力亲为，我和妈妈以及身边那些不甘平庸、智慧而非凡的女性都懂得借助外力，成为更好的自己。

第三，妈妈是心怀客户的智慧妈妈。我家是经营家具和家电的小商场。我常常看到妈妈在向客户销售产品时，会详细了解客户的需求和家庭实际情况，然后推荐适合他们的搭配组合。后来我才明白，妈妈心中装着客户，她不追求卖出最贵、利润最高的产品，而是以客户的需求为出发点来满足他们。这和我在教育事业中的底层逻辑完全相同——帮助他人才能成就自己。

第四，妈妈懂得培养孩子的自信心。妈妈真的很擅长鼓励孩子，成年后我回家看到自己小时候在墙上写的毛笔字，实在不好看，但在妈妈不断的鼓励和赞美下，我当时竟然相信那些字写得很漂亮。这段经历对我内在自信的培养产生了很大的影响。我的姐姐擅长绘画，妈妈便在家找了一面空白的大墙，让她在上面作画，并向人介绍说："这是我女儿画的，非常漂亮。"这一切都是智慧和对子女深深的爱的体现。

第五，妈妈懂得传播智慧。她让我在商店的一楼转弯、通向二楼的墙上用毛笔写字。经常有顾客在逛完一楼后看到墙上的大字，发现我们还有二楼空间，问我们是否二楼卖的就是墙上写的这些产品。然后，就噔噔噔地上二楼购买其他的产品。

你看，顾客进入了我家的商店，如果不是因为我在墙上宣传二楼还有其他产品，他们根本不会知道。我常说："酒香也怕巷子深"。即使是我那些丑陋的毛笔字也为我家带来了不少生意。妈妈虽是一个普通家庭的普通女人，可能她也没有想到，20多年后她的女儿会成为作家，并且会将她的故事一次又一次地写出来。

每个女性，在任何时代，都可以通过自己的智慧，展现出精彩而闪耀的人生。

好孩子不是管出来的，是活出来的

有一次我在朋友圈分享说我们家的大宝是个天使宝宝，完全就是很多家长口中的"别人家的孩子"，然后就有微信好友在评论区问我：Angie 老师，你平时是如何管孩子的？

我的回答很简单："我们家的孩子不是管出来的，而是活出来的。"

管孩子的重点如果是时刻盯着他们，给他们制定过多的规则，背后更多的是控制和对孩子本能的不信任。这样孩子会感到缺乏爱，同时渴望着被爱。他们会把所有的精力都放在与父母的交流甚至对抗上，而不是发展自己的个性和能力。

而我把重点放在协助孩子、激发孩子和为孩子创造适合他成长的环境上。我相信孩子本身就具备别样的天赋和潜力，我只是帮助他发挥，让他自由地展现自己。这样成长起来的孩子既拥有自由，又有无限的可能性，因为他知道父母完全相信他并且深爱着他，所以他能够将自己所有的能量都投入到自己的成长中。

在我们的大宝快上小学时，我经常收到身边朋友的忠告，告诉我孩子上了小学后会很忙，你每天都要督促他做作业，而且很容易发脾气。他们让我做好心理准备。

作为一名从事教育工作的人，对这些忠告，我没有反驳，但我内心深处却隐约觉得一定还有其他更长远、更顺利的道路可以选择。因为我完全地爱着孩子，无条件地相信大宝。

现在，我描述一下大宝目前的情况，他正在读小学四年级下学期：

他能够自主安排做作业的时间；

完成作业后会自己打卡；

大部分时候我不需要检查他的作业；

当他需要帮助时，我只是给予一些提示；

他非常喜欢做作业，每次完成后都充满喜悦。

事实上，小学有延时班，大宝约 80% 的作业都是在延时班完成的，回家之后经常是吃完饭就去楼下找同学玩。但因为有很多同学还没有完成作业，所以他又会回到家里陪我一起运动或看书。

就拿做作业来说，要尊重孩子完成作业的时间和方式，和孩子站在同一阵线，让他们知道做不好也没关系。

记得有一次晚上十点时，孩子突然想起还没做作业，非常着急地哭了起来。一边哭一边说："妈妈，我今天完成不了作业了，太晚了。"我告诉他："没关系，如果你不想做，我可以和老师说今天不做了，或者你先去睡觉，明天早上再叫你起来做，你自己决定，妈妈都陪着你。"最后，他决定在晚上完成作业，但他的情绪变得稳定了，不再像一开始那样哭泣。

你会发现，如果过度盯着孩子，他们会有更多问题，并最终陷入恶性循环。在他上小学一、二年级的时候，作业比较多，经常是回到家后作业还没完成。我从不强迫他必须完成作业才能去玩，他可以自己安排时间，先去玩一会儿再回来做作业。当然，我也不是完全不管，我对他的管理都是建立在他希望我管的前提下。

例如，如果连续几天没有做好作业，我会问他："你需要妈妈提醒你吗？如果需要，我明天提醒你；如果不需要，你自己安排时间。"又比如，如果收到老师私信说他的作业没写整齐，我会直接给他看老师的原话，而不会夸大问题或加以解释。我甚至会缩小问题，对他说："妈妈觉得你做得还可以，可能老师对你的要求比较高，因为老师认为你是个特别优秀的孩子。"

很多父母收到老师的私信会感到紧张，认为孩子一定出了什么问题，否则老师不会私下联系。这样的想法会导致与孩子沟通时情绪不稳定，而孩子又非常敏感、有灵性，能够感受到父母对他们的不信任。

我的沟通方式让孩子更容易接受，并且真正改变。因为无论我做什么事，他都知道永远在他身后支持他，我对他的爱是无条件的。

就拿玩游戏一事来说吧。大宝自己制定了玩游戏的规则，周一到周四不玩，周五到周日每天玩 30 分钟。如有特殊情况，就特殊处理，比如，外出游玩或在餐厅吃完饭之后没有其他事情可做，他可以增加游戏时间。有时他也会偷偷玩游戏，但几乎每次都会坦诚地告诉我他无法自控。所以每次我们外出时，我都会问他是否需要我带走 iPad。如果他说需要，我就会带走；如果他说不需要，我就让它保留在原地。

几乎每次他都会说："妈妈，我担心无法控制自己，你把 iPad 带走吧。"不管如何，我始终尊重他的意见。后来发现，即使把 iPad 留在那里，他基本上也不再玩了。

这篇文章并没有详细的介绍方法，只是描述了我在家中日常情景下的做法。事实上，不仅孩子是活出来的，我们大人也是。比如，培养孩子的阅读习惯，不是给他们买很多书，而是让他们知道父母也热爱阅读。再比如，我希望孩子养成运动习惯，不是逼迫他们运动，而是亲自陪伴他们一起运动。

最终，你与孩子的关系就是你与自己的关系。

困境上提升自己：

一切的困境是包装
丑陋的礼物

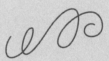

提升行动力，想做的事，马上行动

　　我的私董会成员，一个叫若愚的年轻小姑娘，出生于1994年，行动力极强。她是我私董会里"90后"成员中能够很快突破自己做出成绩的人之一。在2023年1月，她离开了之前参与创办的线下机构，转战线上领域，仅用一个月的时间就实现了超过20万元的收入。

　　当开始研究她是如何迅速打开局面取得成功的时候，我找到了答案——她的行动力超群。有一天，我给她发了一条私信，询问她是否有时间来深圳，我可以给她对接媒体采访的资源。若愚的回复是："我马上就有时间，你什么时候安排好了我什么时候就有时间了。"这是我第一次收到这样的回复，以往我给其他核心用户安排各类资源对接时，他们通常需要先查看自己的档期。

当然，查看自己的档期完全没有问题。但若愚刚刚进入这个行业，能够听话照做、迅速行动，非常难能可贵。在这个世界上，大多数人在行动力方面都存在缺失。

对于无法行动的心理状态，一般人会有以下几种原因：

因为懒惰，所以不愿行动。

因为害怕，所以不敢行动。

因为没有时间，所以找借口不行动。

现在我们逐一解析这三种情况：

对于因为懒惰而不愿行动的人，如果你现在不愿意付出学习和行动的努力，那么未来只会面临更加艰辛的人生。

对于因为害怕而不敢行动的人，越是不敢行动就越会感到害怕，最终只能放弃。往往当一个人走到人生尽头时，最大的遗憾就是年轻时因为害怕而不敢去做某件事情。

对于因为没有时间而不行动的人，必须清楚区分真正没有时间和以没有时间作为不行动的借口的情况。大部分人都是以没有时间作为不行动的借口。

如何提高行动力并成为一个在行动中快速成长和迭代的人呢？以下介绍一些方法和技巧：

第一点，找到一位你全然相信的贵人。

寻找一位你完全相信的导师或者指导者非常重要。这个人应该是你长期的榜样，同时拥有你希望学习和掌握的特质，并能够提供成功案例。他们的指导和建议会让你信心满满，消除行动中的障碍。

除了专业知识的传授，这位贵人还应具备你欣赏的人生平衡能力。每个人的人生追求都不尽相同，重要的是你欣赏并喜欢他们的方式。他们能够成为榜样，帮助你在事业和家庭之间取得平衡。

还有，并非每个人都需要立即寻找那个最顶级的贵人，根据你当前的需求，制定适合自己的标准，找到现在这个阶段你完全相信并且可以够得到的贵人就可以了。

第二点，加入一个能感染你行动的圈子。

加入一个积极向上、具有共同目标和价值观的社群、圈子非常重要。这个圈子应该是一个互相激励、分享经验和帮助他人的平台。当每个人都在为实现自己的人生目标而努力，并慷慨分享他们在实现目标过程中所遇到的挑战和经验时，这种社群圈子会感染你的行动力。

参与这样的社群圈子，你会深受感染，即便偶尔因为过于疲惫选择短暂"躺平"，也能够在恢复精力后，快速重新加入行动的队伍中。一个人也许能够走得快，但只有一群人才能够走得稳、走得远。

我也鼓励大家去搭建自己的社群圈子。作为社群的群主，你将承担起维持和推动社群活动的责任。这种责任感会持续激发你的行动力。

第三点：为要做的事情，找到行动的多重意义。

找到事情的多维度意义对于提高行动力非常重要。在我的书《个人新商业》中，提到了"拉高动机"的概念，即找到自己做事情的多维度意义。以下是找到意义的四大维度：

一是从自己的角度出发。思考做一件事情对自己的好处是什么，这可以包括个人成长、提升技能、实现梦想、获得满足感等方面的好处。

二是从用户的角度出发。思考做一件事情对用户的好处是什么；考虑如何为用户提供价值、满足他们的需求、解决他们的问题，从而建立良好的用户关系和口碑。

三是从行业的角度出发。思考做一件事情是否能为行业带来创新和改变；考虑如何在行业中做出突破，推动行业的发展和进步。

四是从社会的角度出发。思考做一件事情是否具有社会价值，是否可以给他人带来积极影响；考虑如何为社会作出贡献，解决社会问题，改善他人的生活质量。

每个人可以根据这四个维度来思考并找到与自己相对应的人生意义。在这个世界上，99% 的人都是被意义驱动的。意义是一个人持续做一件事情的重要内在驱动力。通过找到行动的多重意义，你将激发内在的动力，更坚定地迈向行动和成长的道路。

第四点：将行动的难度降低到舒适范围之内。

《微习惯》这本书有一个副标题叫作"简单到不可能失败的自我管理法则"。我前面讲过，微习惯是一种非常微小的积极行为，你每天都需要强迫自己去完成它。微习惯的特点是非常小，小到几乎不可能失败。

如果我们要做的事情非常困难，就像跳起来也够不着的树枝一样，那么行动的难度就会变得非常大。但如果我们将要做的事情拆分成非常容易的几个步骤，那么行动起来的难度就大大降低了。

拿自己举例子，我以前是一个不善于跑步的人，通过逐步增加跑步距离，反复训练，成功地完成了一次马拉松比赛。这个高难度的挑战，让我发现许多之前看起来困难的运动已经不再是问题了。

你看，并不是目标越大就越好，而是那些能够让你找到方向并有动力去行动的目标才是最好的目标。通过将目标拆解为小的可行动的步骤，你可以将行动的难度降低到舒适范围之内，从而更容易迈向行动并实现自己的目标。

第五点：为自己的行动建立积极正向反馈。

当年决定参加马拉松比赛，我特意聘请了一位教练。我们第一次见面是在深大，我还带了一个朋友一起前往。我向教练请教了许多关于跑步的知识和注意事项，并从他那里学习了如何进行有效的热身运动，然后开始跑步。

跑完之后，教练说："从专业角度来看，你完全有能力参加马拉松比赛。"这样的评价让我更加自信，教练也成了我的运动贵人。在接下来的日子里，我更加勤奋地进行训练。

为自己的行动建立积极正向反馈非常重要。这包括请懂行的老师或教练来给予肯定，同时也要注意自我感知。回到跑马拉松的例子，当我开始跑步并且跑了几公里后，全身感觉舒畅是最好的正向反馈。

建立积极正向反馈有助于提升行动力。无论是通过外部认可还是内心的自我感知，这些正向反馈带来的愉悦感让我意识到正在取得进步和成就，这会一直激励我们坚持下去。

第六点：逐渐养成凡事先行动的习惯，成为行动力达人。

我成为行动力达人已有多年了，至今再也不怀疑自己的行动力。我的思维模式是，当决定要做一件事情时，就直接去做。

如果你读到这里仍然觉得自己的行动力不够，我给你的建议是从这篇文章中前面提到的五个点中选择你最喜欢的开始实践。哪怕你的行动力只提升一点点，都要给自己以认可和鼓励，让自己坚持下去。

行动力是一种不易察觉的软品质。当意识到自己不再为要做的事情找借口时，就已经开始养成凡事先行动的习惯了。愿我们每个人都能拥有这个习惯。

礼物思维，学会与逆境愉快相处

礼物思维是一种积极乐观的心态，能够帮助我们从逆境中获得成长和进步。通过接纳、转变观念、感恩、寻找解决方案，以及坚持和成长，我们能够以积极的态度面对生活中的各种挑战，创造更加有意义和丰富的人生。

2008年，我未毕业就失业了。当时离开了一个在大家眼中都觉得非常好的深圳航空管理培训生岗位，这让我家人非常不理解，自己也感到懊恼，认为做了错误的决定。

之后我迅速去了广州，但仍然没有找到更好的工作。灰溜溜地回到深圳后，在深圳人才市场找到了真正意义上的第一份工作——一家互联网营销公司的销售型客服。

与深圳航空相比，无论是公司还是岗位，这份工作都要差很多。然而，恰恰是这份工作让我从 2008 年开始进入互联网行业，并锻炼了我各个方面的能力，使我在未来的创业中具备了很强的综合能力，为后来成功打造个人品牌奠定了基础。

我事业上的第一个逆境，是因为年轻气盛，不服从深圳航空的安排而最后遗憾地被辞退。

然而也正因如此，我才会意外地进入了互联网行业，夯实了自己作为一名创业者必备的基本能力，例如演讲能力、销售能力、目标管理能力等。

2012 年我动了一次手术，这可能会影响我以后怀孕生子的概率，甚至这个概率降到 50% 以下。为了确保未来能顺利成为一位母亲，我接受了为期半年的昂贵激素治疗。医生建议我换一份轻松的工作，我只好决定辞职。辞职后，丈夫陪着我认真地找工作，但一直没有找到理想的。后来，我曾工作过的公司领导邀请我回去担任一个新的职位，非常符合我当时的要求，但因为怀孕了，无法去上班。

这是我事业中的第二次逆境。在这次失业期间，我阅读了 300 多本书，并开始在海淘和线上淘宝创业。这让我离打造个人品牌又近了一步。

2014 年，经过同学和前同事的介绍，我成功通过面试进入了一家大型外企。然而，到了公司后发现，我所进入的部门是一个新部门，公司对其并不重视。尽管薪酬待遇和福利都很不错，但实际上几乎没有什么发展空间。就在这时，我接到来自原先公司的下属的电话，得知我原先的公司被另一个大集团合并了，所有同事都得到了晋升和更好的发展机会。这才想起当初我要离职时，领导曾劝我再等待一段时间，而我却义无反顾地离开了。这是一个双重打击，让我感到非常沮丧。

这是我事业中的第三个逆境。

2017 年，我决定从职场中离开，全身心地投入个人品牌的打造。在筹备公司的同时，我的新书也恰好在年底上市，我开始在全国进行签售活动。我奔波于多个城市，直到 2018 年元旦，突然发现自己怀孕了——在清晨五点，当外面的世界还处于黑暗中，我在洗手间看到验孕棒上出现了两条杠。

尽管没有准备好迎接第二个孩子，但经过与丈夫深入的交流后，我们决定把这个孩子生下来。在整个孕期里，我怀着二宝的同时还照顾着大宝，时间也因此变得更为充裕。我常常挺着大肚子去接大宝放学。在事业上正处于高峰期的时候，我选择了勇敢地退下来，专注于学习和专业修养。

当然，我依然在推动事业发展，但放弃了许多合作项目。严格来说，这并不能算是我事业上的第四个逆境，但却是我没有任何计划的一次决策。这得益于我的礼物思维，使我能够放得下并重新调整自己。经过近一年的修整和沉淀，在2018年底，我们的整体营收数据取得了新的突破。

2020年，我和新项目合作伙伴在完成新项目的营收会议后，正准备大展拳脚，却遭遇了疫情。开始，我完全不知道该如何应对。新项目主要依赖线下运营，疫情的影响让我们无法找到合适的施展空间。这无疑是我事业中的第五个逆境。

整整两个月的时间里，我们都陷入了迷茫，不知道该如何继续推动业务。然而我们没有放弃，始终保持着至少三种以上的解决方案，相信总有一条路会通。我开始带领团队重新将重心转向线上事业。由于我拥有很强的线上创业基因，并快速做出调整，那一年，我们的营收再次达到了新的高峰。

很感谢自己这些年的积累，让我具备了很强的反脆弱能力。那一年，我的《副业赚钱》这本书在各大平台上热销，我成为超级畅销书作者。

2021年，我的部分初创团队成员陆续离职。面对这样的危机，我决定推进我构思已久的商业顾问项目。这让我们的团队协作方式上升到一个新的水平，成为许多人模仿和参考的对象。

初创员工的离职是我事业上的第六个逆境，说没有受伤是虚伪的。在很长的一段时间里，我都感到身心疲惫。然而，礼物思维再次帮助我转换了思维方式，让我专注于做好自己能做的事情，并用更乐观的态度迎接困境来化解它们。

本书写作于2023年，我依然在不断尝试新的事物。相信未来我还会面临很多逆境，但礼物思维让我在遇到逆境时能保持冷静与从容。

　　有一句话是这样说的：一切困难都是包装丑陋的礼物。就像我们收到一个快递，外面的包装或许很普通，但里面可能是朋友精心准备的礼物，或者是我们自己精心挑选的物品。

　　这个世界上没有人会主动去经历逆境，但当我们碰到时，可以用礼物思维、积极乐观的心态去面对，把这些困境看作美好礼物的丑陋包装。

　　当我们鼓起勇气去拆开包装，勇敢地面对逆境，也许会激发前所未有的动力，从而获得启迪并收获巨大的成长。

助人者自助，悦己者悦人

有一段时间，我感到状态不佳，恰好有一位学员遇到了创业上的问题，便全身心地投入帮助她解决。令我惊讶的是，在帮助她之后，我的状态居然有所好转。每个人调整状态的方法都不尽相同，而对我来说，这种方法特别有效。

这个方法就是当自己陷入迷茫时，去帮助与我面临相似困境的人，简单来说就是"助人者自助"。当我第一次向学员们分享这个方法时，大部分人都表示不理解：在自己状态不好的时候，首先应该调整自己的状态，再去帮助别人，否则对自己也太残忍了吧。

起初，我也觉得这种做法有些残忍，直到我悟透了"助人者自助"的精髓。我开始频繁地实践这个理念，并获得了许多收获。有一段时间，我在事业上遇到了瓶颈，但在"助人者自助"的指导下，我首先想到的不是学习如何解决困难，而是帮助那些同样在事业上遇到问题的朋友们。

非常幸运，因为我的工作关系，有很多学员需要我指导他们个人品牌的建设。多年的积累使我具备了这样的能力。同时令我惊喜的是，在帮助他人的同时，最大的受益者其实是自己。

自那以后，我养成了助人的习惯。每当自己在事业或人生中遇到阻碍时，第一时间就去帮助他人。无论是在我私董会成员群里或轻创圈合伙人群里进行主题密训，还是直接与私董们私聊，我都会解决他们在创业过程中遇到的真实问题，或者在我的社群中安排答疑环节来解决大家的困惑。

为什么助人者自助呢？你会发现，如果我们把所有注意力都放在解决自己创业路上遇到的难题上，那么我们的注意力将集中在困难上。但如果我们专注于帮助他人，注意力将转移到帮助他人解决问题上。最明显的特点是能量完全不同。

　　在帮助他人时，往往可以把自己的问题放在一边，因为旁观者清。当将问题放在一边时，更容易在帮助他人的过程中厘清自己的问题。当我们处于低迷的状态时，能量也是低的，但在帮助他人时，能量会上升。

　　当别人因为帮助获得一定的结果或解决了一定的问题，他们会向我们表达感激之情，这会进一步提升我们的能量。能量高时，往往更容易从迷宫之上看问题，问题也会变小。

　　我的工作特别需要积累成功案例。在帮助我的学员之后，我可以将帮助的过程方法提炼出来。对方会因为得到我的帮助，在人生和事业上走得更顺畅，更容易取得成果。我也因此获得了成功案例的积累。这让我的事业进入了正向循环。从这个逻辑出发，无论我处在事业的迷茫期还是高峰期，都能有一套解决方案。

　　人与人之间的交往其实就是储蓄情感账户，当我们帮助别人一点时，别人会在我们和他之间的情感账户中加一分。尤其是当我们不求回报地帮助他人时，反而能够得到更大的回报。实际上，不仅仅是在我的行业，任何人都可以将这个观念深深植入内心，并在经营自己的人生和事业中实践，因为助人者必自助。

我曾经的学员兼私董老娜记的创始人 Lina，在生完孩子后频繁在重庆和深圳之间奔波，我们约定在星巴克见面。我们谈到了她为什么加入我的私董会，她给了我一个意外的答案。

她说这些年认识了很多厉害的老师，当时刚生完孩子的她特别希望找到一个喜欢的老师来建立深度的链接。在选择老师的时候，起初她也有些犹豫，但最后因为我身上的一个特质打动了她，她毫不犹豫地选择了我。当然，这个特质并不是唯一的原因，毕竟选择一个人生导师时，专业能力非常重要。

然而，这个特质却让我感到非常意外，Lina 说是因为我的笑容太绽放了。每次观看我的直播，她都能听到我的笑声从直播间传来，她很震惊，一个生完两个孩子，又在经营着很费心的教育事业的老师，怎么能笑得如此灿烂呢？

乐己者乐人，总而言之，快乐就对了。快乐具有感染力，特别是在直播间中的快乐。当你在直播间感到快乐时，你会发现观看直播的所有人都会因为你的快乐而快乐。

我们家最珍贵的品质之一，就是一家人每天都很快乐，从来没有一天家里没有笑声。我相信这样的家庭氛围滋养出来的每一个人都会对这个世界充满善意，也会将这份善意和快乐传递给与我们接触的人。

是的，生活并非总是甜蜜的，但为什么不通过快乐为自己的生活增添一份甜蜜呢？助人者自助，乐己者乐人，这简单的十个字却是如此美好。我将它们送给你，希望我们都能成为这个世界上既善良又快乐的人。

盘活资源，高手都善用资源

　　我给私董们进行密训时，分享了一个关于如何盘活资源的故事，相信这个故事会给你一些启发。

　　有一次，我受邀作为嘉宾参加了腾讯阳光媒体人活动，地点在广州。然而，由于时间不允许，我无法亲自参加。于是，我在私董会成员的群里询问是否有人有兴趣去参加。很快，有几位来自广州及周边城市的私董表示愿意前往。我与活动方确认了可以有多个名额，随后让想去的几个人一起参加了活动。

　　活动结束后，我收到了其中一位私董媛媛发来的信息，她告诉我在活动现场认识了一位官方的老师，这对我应该很有帮助，是一个很好的对接官方资源的机会。我迅速添加了对方的微信，寒暄之后了解到通过他可以对接一些直播活动。我抓住这个机会，很快以嘉宾身份登上了腾讯官方平台，进行了分享。

以前，一个知识博主的直播播放量可能只有几千，而我在腾讯官方平台的一场直播观看人数最高达到了 20 多万。我的私董媛媛本身就是盘活资源的高手，在人脉链接方面非常敏锐，这一系列故事就源于此。我成功打通了这条路之后，开始将符合资格的私董和 IP 朋友与腾讯官方进行对接。经过一番努力，我们有 30 多位老师登上了腾讯官方的平台。

我将这个故事拆解分享给了密训的学员，其中一位私董风信子听完后感到震惊。原来媛媛对接的那位腾讯官方老师竟然是她的前同事。她震惊于身边竟然有如此好的资源，却完全没有想过要充分利用。这次分享后，我的很多私董都跟我说起过往错过了很多良好的资源。

类似于这样盘活资源的故事还有很多。我分享这个故事的细节，是为了提醒每一位读者，每个人都拥有资源，问题在于大多数人或者看不到自身的资源，或者认为这些资源对自己没有什么作用，或者觉得自己配不上这些资源。

再讲一个故事。我是知识技能共享平台"在行"里的专家，2016年的一天，"在行"的工作人员告诉我，央视想在深圳采访两位专家，询问我是否有时间。我立即回复说有空。然后我开始留意是否有相关的人添加我的微信，果然几天后就有人加了我。我迅速通过并与对方确认了行程。最终，当时在这个行业几乎没有什么名气的我，于2016年登上了央视。

后来我问那个记者为什么选择了我，她说是因为我和另一位嘉宾都及时进行了配合。除了我自己登上央视舞台之外，我还带着当时的两位学员一起接受了采访。我不仅自己利用了这个资源，还与我的读者们一同分享了这个资源的好处。

看到这里，我相信你可能会感叹，原来自己错过了一些优质的资源和人脉。如果你也想成为盘活资源的高手，我将独家秘诀分享给你：

成为盘活资源的高手的第一点是，要对你的人脉进行分类。现在微信非常方便，与过去只能索要电话号码相比，现在我们可以通过微信轻松地与人建立链接。我们需要做的一件事是，在与对方建立联系后，对其进行分类，并清楚备注与对方是在什么场合认识的。过去我完全没有意识到这一点，后来发现当我想要找到某个人时却无从下手。因此，将人脉进行分类登记非常重要。

需要注意的是，人脉不一定是立即可用的。如果你非常需要对方，也不要急于请对方帮忙，最好先以请教的方式进行咨询。

成为盘活资源的高手的第二点是，在平时要经营有用的人脉。我曾经在一次饭局上认识了一位朋友，整个饭局大部分时间都与她进行交流，并详细提供了自己的价值，满足了她对我的好奇。之后，每次出版新书时，我都会给她寄送签名版，并在节假日时送上问候和红包。最重要的是，在她有需求时及时提供帮助。

事实上，一开始我并没有考虑利用这段人脉关系，但在交流的过程中，我发现其对业务有所助益。因为平时的经营，一切都变得自然而然。经营人脉最好的方式是提供价值，尤其是在这个高效运转的互联网时代。

成为盘活资源的高手的第三点是，一定要考虑到对对方也有帮助才进行人脉链接。举个例子，当我跟一些网络平台合作时，会发现有时平台也有一些需求，比如寻找符合平台要求的用户。在这种情况下，链接人脉需要花费时间。但我会立即投入时间，积极配合，及时回应，并主动提供一些有价值的帮助。经营人脉、盘活资源需要花费时间，最重要的是要用心，你是否用心，对方会有所感受。

有一个社会学理论叫"六度人脉理论"，它指出任意两个人之间最多只需要通过六个中间人就能够建立联系。一旦你打开经营人脉的触觉，你会发现这个世界真的是充满了无限可能性的六度人脉网络，人与人之间的链接可以碰撞出无限的可能性。

坚持法则：7次之后，你再放弃

曾经收到一条私信，学生对我说："老师，按照您教的方法尝试了，但效果不理想，是出了什么问题吗？"

如果是以前我刚开始做老师的时候，可能会感到慌张，认为是我哪里做得不好，导致学生跟着做效果不佳。然而现在的我非常冷静，我问她："你使用我的方法多少次？你是怎么使用的？"

过了一段时间，收到了她的回复，她说："老师，我明白了。"我问她明白了什么，她回答说："我明白了，你说的方法我只使用了1次，没效果不能草率地下结论说方法没用。"我鼓励她继续努力，果然几天后她告诉我，效果非常好。

2023 年初，由于经常收到学员私信询问是否可以进行一些好物种草类的直播带货。于是我决定采取行动，那个时候刚好翻到我之前的一位学员思婷的朋友圈，他们正在进行服装设计师品牌直播。我们立即约了见面聊合作，整个过程非常顺利，很快就确定了合作时间。

正事谈完后，开始闲聊。思婷告诉我，从去年开始陆续有不少人找她做有关服装搭配的主题分享。随着邀约的增多，她感到好奇，反问对方："在这个领域有很多做服装搭配主题的老师，为什么你们选择我呢？"对方的回答真的让人哭笑不得："思婷老师，起初确实有很多人，但这些年过去了，依然在坚持、继续努力的，我所认识的只剩下你了。"

机会真的是留给那些有准备且长期坚持的人的。

有几位用户找我申请加入私董，进行深度链接和合作。他们一致的理由是：这么多年来，翻看我的朋友圈，发现我一直非常用心地做教育这件事，这份坚持让他们很感动。

这个时代有太多浮躁的人，包括我在内。有时由于工作需要，我也有一些浮躁的情绪。但同时，我又在很多场合不断强调，做任何事至少要坚持7次。

一个人的焦躁情绪最容易出现在做了一件事情却没有结果，或者没有达到自己的预期时。我们要学会给自己和他人机会。

每年，我的公司都会推出一项新项目。我发现每次推出新项目都需要有一个预热期。后来我完全明白了这个问题，不仅用户对于新项目需要时间接受，自己做一件事情也需要有一个准备期。因此，每一个新项目，我们要尝试至少7次以上，然后再考虑是否要放弃。当我把坚持7次这个法则分享给学员后，发现大家更容易找到坚持下去的理由。

实际上，7这个次数并不是固定的，但为什么要定为7次呢？背后的逻辑是想鼓励大家在想要放弃时多试几次。自从有了"坚持7次"的念头，我发现只要是需要坚持的事情，再也没有半途而废过。

"坚持7次"可以应用于各个方面。举个例子，当我们想养成运动习惯时，可以设定一个坚持7天的目标。7天也许不足以养成完全的习惯，但会让我们在这7天之后看到一些小阶段的成果，这些反馈会更容易让我们坚持下去。

　　半途而废往往不是因为困难太多或阻力太大，而是因为我们稍微尝试一下就放弃了。再长的路，一步步也能走完；再短的路，不迈开双腿也无法走完。

　　坚持是世界上最难的事情，同时也是最容易的事情。通过着手做身边确定的事情，并坚持下去至少 7 次，你会遇到许多惊喜。

如何集中突破，快速拿结果

谈到作家村上春树，我们会想到他晚上 9 点睡觉，早上 4 点起床的良好习惯。每个人的生物钟和高效利用的时间段都不同。比如，作家卡夫卡则喜欢在每天晚上写作，经常写到凌晨两三点才休息。

村上春树还有一个习惯，就是每天坚持写 4000 字，也就是写 10 页纸，每页 400 个字。在他写长篇小说时，常常灵感爆棚，文字如泉水般涌出。但一旦达到了 4000 字的目标，他会立即停下来，因为他想将这种良好的状态延续到第二天，以保持写作的节奏。他的写作理念是："无论别人怎么看，我绝不打乱自己的节奏。"

大多数人要将一件事情做成，需要日复一日地坚持下去。我的写作习惯与写书的习惯并不相同。无论是写作还是写书，我都是有在灵感的阶段文思泉涌，可以一下子写很多，但在没有灵感的阶段，对着空白纸张一个字也写不出来。也许这就是我注定无法成为像村上春树那样高产的作家的原因之一，但这种集中突破的模式非常适合我。因为我对自己的行为模式非常了解，所以选择了集中突破的方式。

我的第六本书《个人新商业》是在我酝酿了很久之后才有灵感的。灵感突然出现在我回老家的高速公路上，我迅速拿出手机把大纲写完，然后立刻联系了出版社编辑，意外的是，他们非常满意。回到老家后，我用十多天的时间完成整本书的写作，因为我启动了有灵感就不停下来的写作模式。

在那十多天里，除了日常的生活和工作需求，我几乎把所有的时间都用来写这本书，而我真的在这短短的时间内完成了整本书。还记得特别有灵感的时候，我会疯狂地用语音备忘录进行输出，最高峰时一天写了几万字。包括我正在写的这本书，以及在我的公众号上发布的文章也是通过有灵感的时候集中输出的方式完成的。

我发现自己非常适合并喜欢这种写作模式。当你看到这里，可能会认为村上春树那样每天自律的精进方式更适合自己，那么你就按照他的模式来进行就好。但如果你觉得我这种集中突破的方式非常适合你，那么这篇文章就是为你准备的。

大多数人在做事情时，通常会有一段为事情准备的时间和进入状态的时间。让我们举个例子，你是否曾经想要阅读一本书，然后开始冲泡一杯茶，找书、走进书房准备看书，却发现自己无法集中注意力，于是又拿起手机玩了一会儿，然后再次回到书上，最终慢慢进入阅读状态。在这整个过程中，有一半的时间都花在了准备和进入状态上，真正用来阅读的时间可能连一个小时都不到。

集中突破的第一点是提高专注做事的时间占比。虽然我们仍然需要准备的时间和进入状态的时间，但因为一旦进入了状态就能持续专注地工作，所以真正高效专注做事的时间占比会大大提高，从而自然地提高产出效率。

当一个人真正进入状态时，会体验到心流。匈牙利裔美国心理学家米哈里·契克森米哈认为心流是指一种完全投入并全神贯注于当前活动的心理状态。心流状态下，个体完全投入于当前的活动中，将注意力高度集中在任务上，忘记了周围环境和其他事物。同时，个体也清楚地知道当前任务的目标，并能够获得及时、明确的反馈，使其能够不断调整和改进自己的行为。这是一种专注与控制的平衡状态。这个状态下，人不再关注自己的形象、评价或担忧，失去了自我意识的感觉，完全沉浸在活动中。

简单来说，心流体验就是人充满激情、专注地沉浸于做一件事的状态。心流这个词非常贴切，就像跟随着心脏的跳动一起合拍舞动。心流体验的时间占比越高，效率也越高，人生的突破也就越大。

集中突破的第二点是，提前做好准备工作。

举个例子，我曾经一天拍摄了76条短视频。那天清晨，我在朋友圈分享了当天的工作安排：

"#Angie 日常工作

今天是拍摄日 + 分享日 + 答疑日 + 直播日：

昨天告诉我拍摄日有 50 条短视频等我拍，哈哈，你猜今天能拍多少条？

上午开始化妆，然后开始拍摄短视频，分享从下午 4 点开始，答疑 6 点到 7 点，直播 7 点半到 9 点。

满满当当的安排，谁安排的行程［快哭了］

好在一大早已经先预定了个家庭滑雪度假套餐啦。"

学员雪梨把我的朋友圈截图发到了群里，然后群里的其他同学陆续开始把截图发到了朋友圈，纷纷表示：一大早被一位高效能人士给"气到"了。

我先来划个重点：那天的日常工作安排里，我有 50 条视频拍摄任务。原计划是能拍多少条就拍多少条，所以有了"你猜今天能拍多少条"的互动。

最终那天我拍了 76 条视频，并进行了三场直播，这是我自己也完全没有预料到的结果。

我曾经有过一天拍摄 30 条视频的经历，而且并非全天都用来拍摄视频，而是在有学员来访及有直播的情况下，抽空拍摄了 30 条。因此，当我问同事小 M，我们今天能拍多少条时，她回答说："老板，我认为 50 条完全没有问题。"

当时还不相信自己能做到。于是我再次确认："我们今天的任务是 50 条，你为什么有信心能完成呢？"小 M 马上回应道："根据过往的经验及对您的了解，老板，您一定可以做到。"

我开始有了些许信心，于是又问道："我们准备了多少条文案？"小 M 回答："有 66 条，另外还有 10 条我再整理一下，下午就能准备好。"所以总共有 76 条文案。就这样我们一直拍到下午 5 点 45 分，一共换了 7 套衣服和配饰，最终完成了 76 条视频的拍摄。

你看，我们拍视频都是预先准备好文案和素材，甚至平常工作日的每一天都在准备素材，而不是在拍摄时才准备。

第三点是关注状态，顺着状态进行工作。有状态时乘胜追击，没有状态时要及时休息，而不是疲劳地拍摄。无论是写文章还是拍视频，我不赞同每天拍一条或写一篇。我赞同的是集中完成，因为做一件事情需要有进入状态的时间，而频繁切换任务会消耗大量注意力。

此外，要有主动休息的意识，提前休息，而不是等到疲惫状态才休息。

总而言之，我的"集中突破拿结果"这个理念就是希望你通过增加专注时间、提前准备和关注状态，提高工作效率和成果产出。其本质就是更好地管理时间和注意力，让我们能够在日常工作中取得突破，取得更大的成就。

事业上精进自己：

每天都活在自己的热爱里

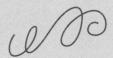

做好日课，每天修炼基本功

　　道光二十二年（1842 年）冬，曾国藩为自己制定了十二条例行的日课，被称为日课十二条，其内容如下：

　　一、主敬：整齐严肃，无时不惧。无事时心在腔子里，应事时专一不杂。清明在躬，如日之升。

　　二、静坐：每日不拘何时，静坐四刻，正位凝命，如鼎之镇。

　　三、早起：黎明即起，醒后勿沾恋。

　　四、读书不二：一书未完，不看他书。

　　五、读史：念二十三史，每日圈点十页，虽有事不间断。

　　六、谨言：刻刻留心，第一工夫。

七、养气：气藏丹田，无不可对人言之事。

八、保身：节劳，节欲，节饮食。

九、日知其所无：每日读书，记录心得语。

十、月无忘其所能：每月作诗文数首，以验积理的多寡，养气之盛否。

十一、作字：饭后写字半时。凡笔墨应酬，当作自己课程。凡事不待明日，取积愈难清。

十二、夜不出门：临功疲神，切戒切戒。

阅读完曾国藩的十二条日课，相信每个人都会有不同的感悟。如果你也像我一样深受启发，就让我们一起制定属于自己的日课。

我身边的许多朋友和学员都有自己制定的日课。他们有一个共同的特点，外表展现出健康活力，内心平静从容，稳步成长。

日课的核心逻辑在于在一天的时间里安排并完成一些必要的任务，使其成为我们生活的一部分。每个人每天的时间总量是固定的，我们完全可以自主决定如何分配和利用这段时间。通过将时间投资于有价值的活动中，我们可以逐渐塑造出优秀的自我。

每天进行微不足道的日课如同复利投资，它将使我们成为惊艳时光的人。只有认真度过每一天，才能过上充实而美好的一生。

如何有效地实施日课呢？以下是一些建议：

第一点：明确修炼方向。你可以结合当前需求，也可以体现你长期的价值观。尽管一开始可以与当前需求结合，但从长远来看，更建议以长期目标为导向。例如，我个人长期重视的方面包括事业、人际关系、健康和个人成长。你可以一次性列出围绕这四个维度的每日课程，也可以先选择其中一个方向作为起点。

第二点：具体编写日课内容。可以围绕第一点的方向进行选择，或者为每个方向编写一条具体的任务。以我为例，围绕想要实现的四个方向，分别写下日课的 1 到 2 条具体内容。比如，对于事业方向，我的日课包括解答至少三位学员的疑惑，并在解答中不断积累专业知识和即兴表达能力；在工作日，每天发布三条有趣且有价值的朋友圈，保持整洁而有意义的社交圈子。对于健康方向，我的日课是饭后至少站立十分钟，而不是立即躺下；每天至少进行 20 分钟的运动，可以是快走、跳绳、慢跑等各种形式。对于人际关系方向，我的日课包括每天至少肯定一位他人，并至少赞美自己一次。当你始终用美好的言辞交流，美好的人生也会出现。对于个人成长方向，我的日课包括每天至少阅读 30 分钟；每天至少背诵 30 分钟的经典，俗话说"读书百遍，其义自见"。

第三点：提高执行力。在制定日课时，要深思熟虑。一开始，从能够轻松完成的角度出发，建议日课不要超过三条。此外，日课可以按时间段进行区分。以事业为例，我会严格执行日课，周一至周五都会坚守，但在周末会根据实际情况进行灵活调整。在开始修炼日课时，务必进行复盘和调整，可以以周为单位，复盘时去掉那些内心并不渴望修炼的任务，并进行适当的修改和调整。随着执行能力的提高，逐渐丰富日课。通过每天的修炼，让自己更加坚定。

第四点：可视化日课。可以月为单位确定下个月的日课计划，并打印出来，贴在家里和工作场所最显眼的地方。随着时间的推移，经过修改和调整，当日课内容稳定下来以后，可以制作精美的日课表。

关于日课，还有很多有意义的用法。例如，我会制作精美的日课表赠送给学生，或将其制作成日课的清单表格，学生可以自行填写。此外，还可以带领家人一起做日课，特别是孩子们，让他们从小就知道作为个体，每一天都有自己的任务要完成，通过日复一日的努力，在修炼的过程中成为内心最渴望成为的自己。

希望以上建议能帮助你更好地实施日课。通过持续修炼，你将逐渐打磨自己，成为更好的人。

一年学习一项技能，十年十项全能

　　每天修炼自己，每天取得一点进步，这是非常重要的。作为一个长期主义者，我对时间有绝对的耐心。

　　经常有人问为什么好像和我聊任何领域的话题都能聊得来。这不仅仅是因为我快 40 岁了，已有了一些实践经验，更重要的是我没有虚度光阴。时间对每个人都是公平的，我们能否在有限的时间内更深入、更高效地利用它，对于人生的可能性至关重要。

　　那些看起来似乎拥有十八般技能的牛人，都是经过日复一日的修炼，才拥有现在的能力。在互联网知识泛滥的时代，我们并不缺乏学习任何东西的资源，关键是是否能够专注地、踏实地修炼自己。

感到遗憾的是，我经常收到一些读者或学员的信息，他们说："老师，我什么都不会，我该怎么办？"更令人惋惜的是，很多人在意识到自己无所长后，依然不去做任何改变，一年过去了，他们依然一无所成。还有一些读者或学员会对我说："我对自己在一年内学习掌握这些技能完全没有信心。"

确实，每个人都会面临许多挑战，学习的时间本来就有限，一想到还需要花时间学习掌握一项技能，往往会变得更加犹豫。这里我要和你分享一个理念：一年修炼一项技能，十年十项全能。

谁不想成为全面发展的人呢？如果让大家在一年内就修炼成为十项全能的人，确实会面临很大的压力。但如果我们用十年的时间来完成这个目标呢？大部分人因为想要做的事情太多而无从下手，最终选择放弃。而我希望抱着一年修炼一项技能，十年十项全能的理念，开始稳步地行动起来。

我们应该如何做呢？

　　首先，按照一年修炼一项技能的原则，我们可以从阅读、写作和演讲这三项核心技能开始。这些都是我们事业发展的底层技能。阅读属于学习的能力，写作属于提炼的能力，演讲属于分享表达的能力。当你不确定要修炼哪项能力时，可以从这三个能力入手。这三个能力也是我个人几乎每天都会用到的能力，是我成功打造个人品牌必备的能力。随着时间的推移，它们会让你更加了解自己。

　　其次，结合自己事业发展的方向去修炼技能。除了上述提到的底层技能，还可以根据自己事业的发展方向，修炼必要的专业技能。如果你所需的专业技能恰好与前面提到的阅读、写作和演讲有重叠，那么你就非常幸运了，因为你在修炼专业技能的同时，也在提升自己的核心技能。举个例子，如果你是一名化妆师，除了修炼底层技能外，还可以专攻化妆技术。如果你是一名销售成交教练，可以系统学习如何进行销售成交。并非所有的能力都必须达到百分之百的精通，但专业技能是我们的看家本领，需要持续修炼。

　　再次，我们要通过什么方式修炼这些技能呢？修炼技能的方式可以说是 40% 依靠学习技巧，60% 依靠实践应用。曾经有一个学员非常热衷于学习，但当他找到我报名课程时，却变得非常谨慎。他认为，虽然之前学习了很多知识，却没有得到实际结果。我问他："你之前学习这些知识的目的是什么？你有应用这些知识吗？"他说纯粹只是学习，并没有去应用和分享这些知识。如果你想要获得结果，你就必须做与你想要获得的结果相对应的事情。以写作为例，学习再多的技巧，如果不亲自动手去写，永远无法成为真正的作家。就好像你站在岸边永远无法学会游泳，你必须跳进水中，多呛几次水才能学会。因此，使用技能是关键。

最后，将这些技能应用于解决真实世界中的实际问题。前面提到，学习修炼一项技能，40% 依靠学习技巧，60% 依靠实践应用。但如果你希望通过这项技能成为真正的大师，这个比例需要调整为 30% 学习技巧，70% 实践应用。这里需要明确区分，并非所有的技能都要用来解决真实世界中的问题，只有我们的专业技能才需要。举个例子，作为教授打造个人品牌的老师，除了具备写作能力外，还需要将这项能力应用于打造个人品牌，用它帮助他人解决真实世界中的问题。如果你是销售成交教练，你需要提炼出自己成为教练的方法论，教会那些想要向你学习的人。这些人未必会成为销售成交教练，但销售成交这项技能将成为他们在所在领域成为卓越者的辅助技能。

没有任何一项技能是独立存在的，一切都是个人综合实力的体现。以专业技能为核心，其他技能辅助专业技能发展。在这个过程中，我们要修炼自己成为全面发展的人，以十年的时间逐步达到十项全能的目标。

保持炙热，热爱可抵漫长岁月

不知不觉我已接近 40 岁，回顾过去的岁月，我一直坚持长期的实践。我在第一家公司工作了整整七年。从 2015 年开始，启动了个人品牌的打造，到现在已经过去了好多年。

和刘先生相识已超过 20 年，也早已度过了婚姻的七年之痒，但我们从来没有感受到"痒"。看着快要 11 岁的大宝，我常常感叹：自己都还像个孩子，怎么我的孩子已经这么大了。

我对自己的生活感到非常满意，因为其中蕴含着热爱。热爱可抵漫长岁月，是长期主义者的原动力。

当我和私董朱玲连麦时，最喜欢的是她的笑容。可能因为我经常通过社群和直播间传递具有穿透力的笑声给我的学员们，所以朱玲的笑容也会深深吸引我。

我内心深处明白，乐观的心态是后天修来的。我原以为朱玲是天生乐观的人，后来才知道她也有自己的故事。她告诉我，小时候得了一场病，有位高人对她说，病只有一种治愈方法，那就是保持乐观，整整一年要大笑。

在那整整一年的时间里，朱玲每一天都保持着开心的笑容，最终真的被治愈了。如果你进入我的圈子，认识了朱玲，也会被她的笑容深深感染。

热爱可抵漫长的岁月，是因为你所热爱的，会让你具有极强穿透力的笑容。

受腾讯官方邀请，我和私董若愚连麦，聊如何平衡好家庭和事业的问题。本以为她会详细讨论时间管理和精力管理的技巧，但她的第一个观点让我恍然大悟：要对自己的事业保持热爱。

确实如此。如果一个人对自己的事业没有热爱，那将会消耗大量的能量来对抗。我相信像你这样热爱阅读、想要提升和证明自己价值的人，每天至少会花八个小时在自己的事业上。对于热爱自己事业的人来说，这八个小时是一种滋养。然而，对于不热爱自己事业的人来说，这八个小时可能会成为一种煎熬。同样的时间，煎熬和滋养对能量的消耗千差万别。

我对自己的事业充满热爱，即使在状态极差的时候，也会主动约见我的学生，询问他们是否需要我的帮助，或者安排一场分享。当咨询或分享结束后，我会重新充满能量。

热爱可抵漫长的岁月，是因为你所热爱的，会让你拥有一份滋养自己的事业。

我和丈夫结婚已经超过 10 年，但我们依然有很多话要交流。我们的相处方式不是传统的甜蜜模式，而是建立在互相理解和尊重的自在感之上。

《爱的五种语言》提到了表达爱和需要爱的五种方式：

第一种，肯定的言辞。通过给予爱人鼓励和赞美的言语，往往能激发对方的潜力。因此，我们要多多给予爱人包容、鼓励和支持。

第二种，精心的时刻。精心的时刻是将全部的注意力给予对方，可以是二人的烛光晚餐，手牵手的沙滩散步，或者全神贯注的交谈。最重要的是让对方感受到你的专注。

第三种，接受的礼物。爱的本质是一种精神的给予，而礼物则是我们表达和传递爱的媒介。它是爱的视觉象征，充满仪式感。在特殊的时间和场合，我们不妨精选一件礼物送给最爱的人。

第四种，服务的行动。爱不仅需要甜言蜜语，更需要付诸实际行动。这可以是劳累时的按摩，餐后的洗碗，也可以是彼此搀扶着欣赏花开花落。

第五种，身体的接触。身体的接触是亲密关系的表达和升华。"爱我你就亲亲我，爱我你就抱抱我。"这种亲密接触能够增进彼此关系的亲密程度。

也许很多女生都喜欢礼物和赞美，而我最喜欢被行动所表达的爱。我们经常和邻居一起聚餐、露营和旅游。偶尔在露营的周末，我需要外出讲课。每次露营结束时，刘先生总会起身开车送我去现场，讲课结束后再带着我们的孩子去接我。邻居们对此提出了抗议，说他起了个坏头，引起其他妻子对比后的不满。距离那么近，他为什么一定要开车送我呢？然而，不管别人说什么，刘先生始终如一地接送我。

热爱可抵漫长的岁月，是因为在热烈的爱情里，他会以你喜欢的方式来爱你。

有一天当我发现我家大宝对吉他失去了兴趣，我跟他说，接下来我们可以暂停学习吉他了。他回答："妈妈，理解万岁。"

我逗他："刚刚我只是开个玩笑。"

大宝说："妈妈，你不是在开玩笑。"

是的，我很认真地考虑终止他的吉他课，因为他失去了兴趣。我深知一个道理，"鸡"娃不如"鸡"自己。很多人可能会认为，作为一个教育工作者，我在教育孩子方面应该会很努力，但事实上，我所努力的目标就是让孩子能够拥有更多自由选择的权力。

大宝今年已经快 12 岁了，他从来没有上过一次课外辅导班，所有的兴趣班都是基于他的热爱而选择的。就连他最初选择学习吉他，也是出于他自己的兴趣。

我尊重他尝试之后想要放弃的决定，因为他拥有许多其他还在坚持的爱好。他非常喜欢手工艺、搭积木和下围棋等，他每天都生活在自己的热爱和快乐之中。

热爱可以抵御漫长的岁月。对于父母来说，重要的是不以自己的意愿作为标准来要求孩子，而是让孩子能够拥有自己纯粹的热爱。

"昨夜裙带解，今朝蟢子飞。铅华不可弃，莫是藁砧归。"

古代女子的化妆品中含有铅成分，由此被称为"铅华"。古代女子的社交活动较少，生活相对单调，化妆和卸妆是她们每天花费时间最多的事情。诗中的女子因丈夫长期不在家，渐渐失去了化妆的兴致，生活变得乏味而颓废。

然而，她突然看到一只"蟢子"（红色的小蜘蛛）在飞舞，感觉到有喜事即将到来。难道是丈夫要回来了？这激励她重新打扮自己，展现最好的状态。

这首诗之所以让人感觉很励志，关键在于它表明：即使丈夫不在家，没有人陪伴、没有人爱慕，即使这个世界没有人关心和理解你，你仍然要好好地爱自己、热爱生活。"铅华不可弃"是一种生活态度，更是一种积极向上的励志正能量。

热爱可抵御漫长的岁月，而我们此生最重要的热爱就是对自己的热爱。

"明月装饰了你的窗子，你装饰了别人的梦。"这是卞之琳《断章》中的经典诗句。

生活常常如此，我们在羡慕别人的同时，也可能成为别人悄悄羡慕的对象。

奥斯卡金像奖最佳真人短片《邻居的窗》，用短短的20分钟触动了无数人柔软的内心，揭示了人性最扎心的一幕。影片的男女主角是一对步入中年的夫妻。他们已经有两个孩子，即将迎来第三个孩子。

多年的婚姻生活已变得平淡无奇，失去了新鲜感。妻子每天都面对着烦琐的家务。某个晚上，他们在对面的窗子里看见一对年轻甜蜜的情侣上演着充满激情的戏码。他们羡慕着对面年轻情侣的激情生活，忘记了自己在初相识时那神采飞扬、充满活力的时光。

有一天，丈夫带着三个孩子外出游玩，妻子终于能稍作休息。她发现对面的窗子里没有了派对，那个男人似乎生病了，剪掉了所有头发。男人躺在床上，家人和朋友轮流前来探望，他的病情似乎很严重。果不其然，到了晚上，当她再次拿起望远镜时，她看到了运尸车将那个男人拉走了。

女主有些惊慌失措，她下楼去安慰那个年轻的女人。楼下，那个年轻的女人认出了她，哽咽地说，她和丈夫一直非常羡慕她的生活。女主听后，震惊不已，恍然大悟：原来自己平淡无奇的生活，竟然是别人长久以来渴望却得不到的幸福。

热爱可抵御漫长的岁月，因为爱让人懂得感恩，能在平淡无奇的生活中品味出细水长流的美好。

修炼干一行爱一行的品质

　　大四下学期寻找工作时，我一直期望能够找到自己热爱的事业。过五关斩六将，跟全国名牌大学毕业生竞争，我成功地拿到了深圳航空管理培训生的录取通知书。

　　当时，这是我梦寐以求的工作机会。然而，在培训期间，我发现公司计划让我轮岗，安排我到机场做客服，这让我对这份工作失去了兴趣。我试图与领导进行谈判，结果谈崩了。因此，还没毕业我就先失业了。

　　我第一时间回到广州，希望能够抓住校园招聘的尾巴，但并未获得任何结果。紧接着，我匆忙返回深圳，最终在深圳人才市场找到了一份工作，成为一家互网整合营销公司的客服。

前车之鉴让年纪轻轻的我突然意识到，热爱固然重要，但在热爱的事业中也会存在自己不太喜欢的因素。因此，我放下了对热爱的执着，将一份工作是否具有价值作为决定是否继续从事它的重要原则。

在调整了自己的思考角度之后，我深刻地意识到自己并不十分热爱当时的那份工作。然而，我开始从这份工作中寻找意义。例如，它能够全面锻炼我的能力，公司的同事相处融洽，上司对我赏识，以及工资待遇优厚，我可以凭借自己的努力获得比同龄人高出许多倍的薪酬。

随后，我发现自己竟然逐渐喜欢上了这份工作。

我常常告诉人们要找到自己热爱的事业，因为热爱可以支撑我们度过漫长的岁月。然而，我也非常诚实地告诉每位读者，没有一份工作是完全没有缺点、时刻都让人热爱的。

同时，人的心态也会发生变化，当遇到特殊的意外情况时，内心中的否定声音也会出现。当然，如果能找到自己热爱的事业，并且将干一行爱一行的心态融入其中，你和你的事业将会碰撞出无尽的火花。

正是因为我拥有了干一行爱一行的认知，才有了我现在的状态。作为一名教育工作者，我的学生遍布全世界，其中有些是我亲自深度指导的幸运学生。我发现，那些真正取得成绩的学生都具备成熟的工作态度，他们大部分时间都专注于自己应该做的事情。我相信也有一些人非常幸运，拥有足够的资本，只从事自己热爱的事业，但我非常负责任地告诉你，这些人也经历过干一行爱一行的阶段。通过干一行爱一行积累自己的能力，也是在积累将来只做自己热爱的事业的资本。

那么，如何培养自己干一行爱一行的心态呢？

首先，最重要的是让自己专注地做好眼前的事情。

正如前面提到的，在最热爱的事业中也会存在一些自己不太钟情的因素。如果以热爱作为唯一的衡量标准，我们在做一件事情时就会变得非常危险，一旦遇到不满意的因素，就会产生自我怀疑。因此，我想强调的是，拥有干一行爱一行的心态，即使在遇到自己不太热爱的事情时，也能够专注地做好它们。

其次，学会从自己必须做的事情中寻找到意义。

就像我之前提到的，在意识到正做着自己不太热爱的工作时，开始寻找这份工作的意义所在。如果你正在从事自己不太热爱的工作，且由于各种原因，你必须将这份工作做好，那么，我建议你在这个时候拿出笔记本，把你认为的这份工作的意义全部写下来。这些意义可以涵盖工作是否有成长空间，能否与有价值的人建立联系，工资是否有回报，是否有助于能力提升，是否符合自己的职业规化，是否让你感到开心等方面。

最后，如果实在不喜欢这份工作，你应该在最短的时间内提高自己的专业能力，然后凭借自己的硬实力去寻找下一份工作。

我在 2015 年开始探索副业，但 2016 年我还在主业上进行了一次跳槽。尽管当时我的副业已开始有起色，但我知道，在主业上的职位跃迁会提高我的眼界。

同样，有一位学生，在人生迷茫时找到了我，选择让我成为他的人生导师。我们在规划他事业发展的同时，他接到了升职的通知。他来问我是否继续按照原计划前进。我给出的建议完全从他的角度出发，我建议他先接受升职，并将我们之前讨论好的方向与他的工作结合起来，未来有机会再开启自己的事业。

当然，我并不鼓励大家为了副业而不认真对待主业，但如果你真的想完全从事自己热爱的事业，就更应该修炼自己，拥有强大的内心和全面的能力。到那时，你的选择将不再重要，因为你有能力将任何选择变成自己想要的选择。

高效工作，每天三类重要的事

有数据统计显示，每个行业都有高效率的人，其中效率最高的程序员平均每天能够比普通程序员多写 9 倍的代码。

有一位创业家朋友，和我一样是两个孩子的妈妈。有一次我们约了午饭，但她迟迟没有到。我给她打电话，她解释说上午的工作量太大，没有预估好时间，非常抱歉自己迟到了。

我微笑着说："没关系，你慢慢来，我正在看书。我这边已经点好餐了，等你到了我们一起共进午餐。"

那天我们本来是为了讨论一个项目的合作而见面，但结果整个聊天变成了她向我学习如何更高效地管理这一切。

通过和她聊天，我再一次意识到，原来有很多人都困在不知道如何高效管理自己的状态中。时间管理是被很多人忽视的能力，但它却是每个人都需要掌握的一项极其重要的技能。

今天分享的这篇文章更适合那些非常忙碌的人。我有一门课程叫作《30天时间管理特训营》，适合所有在时间管理方面有困惑的人学习。这门课程对我个人来说非常重要，它是我成为现在大家看到的"高效能人士"的时间管理支持系统。

接下来，我们要讨论高效能人士必做的三类事。

第一类事：自己的事。

在这些年里，我最常做的事情不是亲自去完成任务，而是不断区分哪些事情必须由我亲自完成，哪些事情可以委托给他人。这一点特别重要，我将重点介绍如何思考和处理自己的事情。

什么样的事情必须由我亲自去做？以自己为例，写书、打磨课程和讲授课程都是我必须亲自完成的任务。在这个过程中，很重要的一步是列出自己要做的事情清单。然而，写下清单并不意味着任务完成。

　　接下来，需要将这些必须亲自完成的任务进一步拆解，看看哪些部分可以委托给他人。例如，对于讲授一门课程，我可以将课程打磨完成后，请他人帮忙制作幻灯片，而不是我亲自去制作。

　　在确定是否需要亲自去完成一项任务时，有一点非常重要，那就是不断问自己："哪些部分可以授权给他人完成？"这并不意味着要将所有事情都授权给别人，而是要在自己和他人的责任之间建立清晰的界限。当自己有能力完成时，可以亲自去做，但如果确实忙不过来，可以将任务授权给他人。

　　如果你不确定哪些事情必须亲自完成，正好可以借此机会重新梳理自己和工作之间的关系。高效能人士需要具备的一项重要特质就是对所有事情有清晰的认知和控制，这种确定感会带来内心的安全感。大部分人感到慌乱，是因为缺乏清晰度，产生很多内耗。当你的思路变得越来越清晰时，内耗也会逐渐消失。要完全区分清楚并不容易，这是每个人的人生必修课，尤其对于追求高效能人生的人而言。

第二类事：他人的事。

在界定自己要做的事情之后，接下来的重点是委托他人完成他们要做的事情。有些人不愿意委托他人，认为授权会削弱自己的权力，但事实上，即使你有再多的时间和精力，也无法应付所有事务，一个人只会干到精疲力竭。

诸葛亮是中国历史上备受推崇的智者，他的故事被后人广为传颂。然而，有一种说法是，如果诸葛亮生活在现代，他可能只会是一位非常优秀的专业人士，很难成为成功的领导者。原因很简单，他无法很好地处理授权关系。诸葛亮为蜀汉"鞠躬尽瘁，死而后已"，他日理万机、事必躬亲，授权时只是"半授不授"，结果诸葛亮死后，蜀汉化为梦幻泡影，成为历史。

在当今时代，授权可以通过雇用员工或外包合作来实现。我想强调的是，帮助我们工作的人不一定是员工，他们也可以是我们付费的外包合作伙伴。授权的首要问题是信任。

什么是信任？信任是相信别人能够帮助我们顺利完成任

务，即使他们目前做得不好，我们也要相信经过一段时间后他们一定能够胜任。无论是雇用员工还是外包合作，都需要经历磨合期。

当我们最开始授权他人来完成一项任务时，非常重要的一点是清晰地将我们的需求传达给对方。很多人陷入一个误区，认为作为付费的员工，他们应该清楚自己要做什么。但事实并非如此，在早期的授权阶段，最重要的是将自己的想法、细节等方面与对方进行充分沟通。对于授权双方来说，这都是一项挑战。

还有，许多授权者会犯一个错误，就是认为教会别人一件事花费的时间成本太多了，不如自己做更快。从单次任务的角度来看，这确实是正确的。然而，将任务交给他人可以带来一个结果，那就是对方会越来越熟练地完成任务。

当你区分了自己要做的事和他人要做的事，并进行充分沟通后，就可以选择百分之百地授权。

第三类事：我们需要跟踪任务的进度。

如果你想成为高效能人士，进度跟踪是非常重要的一点。养成进度管理的习惯也是培养全局观的一部分，能够让我们在杂乱无章、反复循环的工作中找到项目推进的突破口。

进度跟踪包括两个方面：跟踪自己正在进行的任务的进度，以及授权给他人的任务的进度。我们可以每天早上将自己要完成的任务清单写下来，并在中午时跟踪任务的进度。对于他人负责的任务，最重要的是培养对方主动汇报工作的习惯，并为授权对象设定任务的截止时间。

授权并不意味着将任务完全交给他人，然后在最后期限前才追问进度。这样很可能导致整个任务没有进展。因此，我们需要养成及时询问进度的习惯。例如，如果某项任务在三天后截止，我们应该在第二天询问进度如何。如果进度滞后，我们可以一起讨论如何调整，以按原定时间顺利完成任务。

高效能人士并不是将 24 小时挤成 48 小时，而是懂得管理自己、授权他人，并跟踪任务进度。当我们掌握了所有事情的进度时，离高效能的自己就越来越近了。

新型事业的协作方式

2021 年，由于疫情等原因，团队的一些成员陆续离职。我本以为这是一个特别艰难的时期，但意外的是，危机之中孕育着机遇。逆境可以激发人们的能力和创造力。我重新调整了公司内部的组织架构和商业模式，并取得了出乎意料的好效果。

实际上，我们的团队规模一直很小，所以在组织架构方面并没有太过复杂的内容。早些时候，我就有这个想法，并委托了团队中的一位成员去推进这件事情。我一直认为她有能力做好，所以没有亲自介入。但意想不到的是，由于我没有亲自参与，这件事情一直没有落实。随着团队成员陆续离开，事情变得紧迫。

2022 年底，我推出了一个名为"轻创圈商业顾问"的新项目。什么是商业顾问呢？首先，我会不定期地为大家提供培训，就像培训员工一样。其次，我会给他们分配客户，并根据业绩情况发放奖金。从这两点来看，这些商业顾问就很像是我的员工，但他们又无须正式入职，可以远程兼职。当有项目时，我们一起合作；没有项目时，他们可以做自己的事情，或者与我合作开展新的项目。这种方式可以让他们进行灵活的工作安排，并充分发挥他们的专业能力。

通过这种新的组织架构和商业模式，我成功地解决了离职人员的问题，并为团队注入了新的活力和动力。我相信，随着时间的推移，这种轻合伙的模式将会进一步优化，为公司的发展带来更多机遇。

2022 年，我重新调整了组织架构，经过与全职员工的讨论，我们决定采取半远程的工作形式。这样基本上，每个星期的见面时间减少了一半。

当时我团队的组织架构如下：

（1）全职员工：正式入职公司，享受五险一金的福利。

（2）远程固定兼职员工：无须入职公司，拥有自己的主业或是全职妈妈。

（3）远程固定外包合作伙伴：无须入职公司，拥有自己的主业，且具备兼职专业技能的人士。

（4）商业顾问团队：无须入职公司，拥有自己的主业或是全职妈妈，是与我一同打造个人品牌的学员。

（5）训练营的临时志愿者：无须入职公司，拥有自己的主业或是全职妈妈，参与当期训练营课程工作。

每一种员工类型，根据合作项目的不同，都会有相应的合作方式、结算方式或者志愿者福利。

我的私董古月所在的公司也采用了类似的合作形式。通过古月的介绍，我与该公司的创始人晓云老师和黄东老师进行了多次深入交流和合作。2022 年，我还带着家人和员工与晓云老师的团队一起前往大理旅游，旅行期间我们照常办公，完全不影响所有项目的推进。

在互联网时代，特别是超级个体崛起的背景下，这种新型事业的协作方式变得越来越普遍。我有许多私董也采用了类似的方式。他们以个人 IP 为核心，再雇用一到两个助理进行协作，所创造的营收并不会比传统线下规模为 10 人到 50 人的公司低。我们的业务遍布全国甚至全球，客户范围也大大提升。

对于这种新型协作方式，我们需要注意以下几点：

首先，流程化的 SOP（标准操作流程）的建立非常重要。

对于任何一家公司来说，业务流程的系统化和 SOP 的梳理都至关重要。这种新型事业协作方式反而迫使我们更加注重流程 SOP 的建立，这样无论对于哪个岗位的人员，我们都能及时进行培训，根据流程和表格进行执行和跟踪，从而推进项目。

在我最初打造个人品牌的时候就有这种认识，但是人们总是容易偷懒，并没有花时间去梳理和建立流程 SOP。随着这种新型事业协作方式的普及，我开始重新重视这件事。当我梳理出流程 SOP 后，发现它带来了许多好处。每个人对自己负责的事情更加清晰，员工的岗位调整或者离职也不再让人担忧。此外，这整套流程还能够对外商业化，为公司创造收入。

通过商业顾问的加入，并在流程固定之后，我们还能发布操盘手项目，这也创造了一笔不错的营收。

第二点是制定和落实管理制度。

我们建立了非常系统的培训、实操和奖金激励机制，并将其公布在前。无论是哪个项目推进，都根据实际产生的业绩来进行落实。

第三点是人员变动。

寻找和合理配置商业顾问团队、远程兼职员工和训练营志愿者，是我们培养人才和沉淀管理方法的方式。如果我的私董们需要助理，我会从这一批人员中挑选适合的人进行匹配。与我们合作顺畅的人也会晋升到更高的职位，负责更多的事情。当然，也会有人选择离开，但由于我们已经沉淀了流程 SOP，新员工可以很快跟上。从公司的管理成本角度来看，这种新型团队管理模式既可以节约许多固定管理成本，又可以使协作更加灵活、富有创造性。

举个例子，对于外包团队中的设计师，我们不只一个，长期合作的会相对稳定，其他人会作为备选设计师进行储备。另外，培养商业顾问这件事对外是一个收费项目，付费用户的参与度很高。因此，它既是公司的营收项目，也是整个平台的共创项目。

第四点是要把公司核心客户资源和信息资料掌握在自己手上。

在管理团队方面，我犯过一个错误。我把公司最重要的客户资源交给了一个我本以为完全不会出问题的员工，结果当她离职后，我们很艰难地才把客户资源要回来，而且很多客户信息都被她添加到了自己的手机上。在这里，我提醒大家，如果你的员工需要直接掌握核心客户资源，那么包括客户的手机号码和其他信息，都必须是公司的财产。

在打造个人品牌的这些年里，我有许多创新举措。创新会有失败也会有成功，我将在对整个公司发展有帮助的方面继续沉淀，对需要优化的方面进行改进。希望这种新型的事

业协作方式可以给想要与我们一起进行轻创业的公司或超级

个体一些启发。让我们轻装上阵，创造更多的可能性。

真正优秀的管理者，都知人善用

真正优秀的管理者懂得知人善用，即善于认识人的品德和才能，并最合理地任用他们。

《淮南子·兵略训》提道："知人善用此乃王道，古往今来善于用人者成大事铸大业。"这句话表达了知人善用的重要性。

俗话说："一个萝卜一个坑。"在大多数公司，尤其是传统公司中，岗位是固定的，人必须适应岗位的要求。然而，在互联网公司中，我们更倾向于根据人来调整岗位的细节。

曾经有一次我帮助我的朋友 Y 进行重要项目的操作，整个项目推进过程中，我们发现 Y 在团队管理方面存在一些重大问题。幸运的是，我的朋友 Y 是一个非常爱学习和愿意吸收知识的创业家，因此在我们复盘团队问题的过程中，我们交流得很透彻，她得到了很多收获。

我相信这些问题对于很多读者朋友都会有所帮助，所以我将它们写在这篇文章中，希望能给大家带来启发。

经过复盘，我们发现许多创业家不懂得授权，这里并不是指他们没有意识到授权的重要性，而是在实际的授权过程中总会遇到各种问题，以致无法真正实施授权。

事实上，优秀的管理者都懂得善用人才。在那次复盘中，Y 问我："如果我把事情授权给员工，她总是做不好，该怎么办？需要惩罚她吗？"我继续追问细节："在最初的授权过程中，你是告诉她具体要怎么做，还是直接让她全权负责？"我的朋友 Y 已经有一些创业经验了，她说："我确实告诉她具体要怎么做，但她仍然经常出错。"我继续问："那你是否将一些常规的任务制定为清单或 SOP（标准操作流程）？"她回答："是的，可能有一个方面我没有做好，就是我几乎没有跟进进度。"Y 继续问我："如果员工在同一件事情上反复犯错，该怎么办？"我回答："如果你已经做到了前面提到的所有事情，例如在授权时清楚地说明事情的要求，并拥有清晰的 SOP 和清单，还跟进了进度，但对方仍然不能做好这件事，那么你需要做的是将员工调换到其他岗位。"因为这名员工可能不适合做这项工作。

如何真正地知人善用呢？

第一，授权即信任。

人与人之间，最珍贵的就是信任。要么不用，要用就要完全信任，作为一个创业者，我诚肯地提醒大家，我们尽量安排员工全部使用我们公司的账号来管理客户，而不是使用员工自己的个人账号。选人的标准之一是完全信任，这样才能毫无顾虑地任用他们。

第二，给予一定的犯错空间。

彼得·德鲁克先生说过："管理的本质就是激发他人的善意。"当员工犯错误时，我建议大家不要惩罚，要更加包容对方。因为惩罚只会加深他们对错误的印象。当然，这前提是没有涉及法律和道德方面的错误。我相信没有人是故意犯错的，惩罚只会让人心怀怨恨，更不容易将事情做好。当我们团队的成员犯错时，我会第一时间指出具体的错误，并与他们沟通如何将错误的影响降至最低，并避免再次犯错。真诚而有效的沟通，会让团队成员更加重视自己负责的事情，并认真将其做好。

除了在员工犯错时给予宽容和指导外，更重要的是在员工做正确的事情时给予肯定和赞许。台湾作家林清玄在去一家羊肉馆用餐时，老板对他说："你还记得我吗？"林清玄说："记不起来了。"老板拿出了一张20年前的旧报纸，上面有林清玄的一篇文章。那时，他在一家报社当记者，文章是关于一个小偷的报道，描述了一个手法高超、作案上千次而从未被抓的小偷。文章中感叹道："像心思如此细密，手法如此灵巧的小偷，做任何一件事情都会有成就的吧！"老板告诉他："我就是那个小偷，是你的这段话引导我走上了正路。"连小偷身上也有值得欣赏的地方，连小偷都能在欣赏的引导下走上正路，我们周围还有什么人不能欣赏、不能被引导呢？要学会欣赏你的团队成员，将他们引导到你期望的成长方向，并给予赞扬。

第三，知人善用要适当激发员工的潜力。

彼得·德鲁克还提到过："我们不能只雇用员工的双手，必须连双手的主人一起雇用，因为人都有独立意识。"举例来说，对于我的公司来说，岗位主要分为对外和对内的职责。如果我安排非常擅长交流的员工去做一些具体的工作，那么他常常会出现错误。相反，如果我派非常细心但不善于表达的员工去与客户进行沟通，他也很难做得出色。真正优秀的管理者都懂得如何知人善用。

对于我们这样规模较小的公司来说，实现这一点尤为重要。对于超大型公司来说，在招聘时就需要注意找到与岗位相匹配的员工。招聘者需要对各个岗位职责非常熟悉，才能找到真正适合的人才。

那么，什么是适当的激发呢？

　　人类最大的突破是去做一些自己从未想过的事情。面对员工，我们也要学会激发他们的潜力。最正确的方法是先鼓励和认可他们在现有岗位上取得的成绩，然后给他们安排一些超出能力范围的项目，与他们一起完成。举个例子，我的员工经常会收到一些学员想要与他们进行一对一咨询的请求，我鼓励他们可以接受学生，前提是要确保把主要工作做好。根据员工的工作表现和性格特点，我也会安排一些超出其能力范围的工作，以激发他的潜力，帮助他寻找更大的突破口。

　　团队管理并不容易，但通过知人善用的理念来指导整个团队，工作效率会越来越高。在知人善用的原则下，每个人都能做自己最擅长的事情，从而大大提高效率。

成为会讲故事的人

我有一种非常特别的学习方式，那就是通过他人的人生故事来学习。我喜欢阅读人物传记和观看人物访谈，因为这些生动的人生故事能够吸引和打动我。

2021 年，直播变得非常流行，作为一名教育工作者，我也进入了直播的领域，以传播智慧、知识。我的学生们开始进行直播后，向我反馈了许多问题，其中有两个问题尤为突出：

首先，随着直播频率的增加，每次都要讲很多实质性的内容，他们基本上不知道该讲什么了，感觉自己的能量被耗尽了。

其次，听众反馈直播中信息量太大，导致他们无法很好地吸收和留存知识。

因此，我开始大量观看其他人的直播，最终总结出一个经验，那就是在直播中要多讲故事。

研究表明，当听完一场演讲后，我们记忆最深刻的是分享者讲的故事和金句。故事有情节和场景，金句则简洁有力。

当我的第一本书上市后，最大的效果是让很多不爱读书的人开始喜欢阅读。甚至有很多女性读者买回我的书后，她们的伴侣翻开第一章就被吸引住，最终读完整本书。

我的《学习力：如何成为一个有价值的知识变现者》一书第一章全部都是故事，其中融入了所有的道理。起初我并没有考虑这样做的意义，但后来我发现将自己的故事融入书中，不仅能迅速吸引读者进入情节，还让读者对我有了更全面的了解。随后，许多人报名参加我的课程都是因为被我的故事深深打动。

如何成为一个爱讲故事的人呢？

第一步是从认知上认可讲故事的重要性。只有当一个人真正认识到讲故事的价值时，才能真正热爱并投入其中。我们赚不到自己认知之外的钱，同样也做不了自己认知之外的事。许多成功的创业者都是讲故事的高手，比如乔布斯、罗永浩、雷军。罗永浩在进军直播界时，被称为"故事界的旗手"，带着剧本打算将所有观众变成群演。即使在售票的情况下，他的演讲《一个理想主义的奋斗史》依然座无虚席。有趣的是，很多人单纯是因为听他讲故事而买票坐在下面，聆听了几个小时。故事可以轻松地塑造一个人的魅力和个性。通过讲述创业的奋斗史和公司成长的故事，他让观众对他更加喜爱和认可。那些起伏跌宕的故事经久不衰，广为流传。

第二步是在日常生活中养成收集丰富的故事素材的习惯。故事素材的来源非常广泛，可以来自电影电视剧、人物传记、人物访谈，也可以来自身边朋友，甚至是自己的榜样，或者在同领域从事工作的其他人。当然，最重要的是我们自己身上发生的故事。我们可以建立一个故事素材库，并养成遇到故事就收集起来的习惯，直到成为一个随时随地都能够讲故事的人。

第三步是反复练习讲故事。只有通过反复练习，我们才能真正掌握一项技能，讲故事也是其中之一，最好的练习场景是我们的日常生活。我们可以将一整天发生的有趣的事情当作故事讲给家人听，将想要传达给孩子的道理通过故事的方式告诉他们。

最好的故事不是高大上的故事，而是能引起共鸣的故事。成为会讲故事的人，让故事丰富而精彩地装点我们的人生。

财富上打理自己：
新时代女性如何
做好财富规划

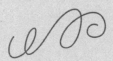

梦想基金：为你的梦想存储财富

100 多年前，有一位穷苦的牧羊人带着他两个幼小的儿子替别人放羊。一天，他们来到一座山坡，一群大雁从天空鸣叫着飞过，很快消失在远方。

牧羊人的小儿子好奇地问道："爸爸，大雁要飞往哪里呢？"牧羊人耐心地回答："它们要去一个温暖的地方，在那里安家，度过寒冷的冬天。"大儿子眨着眼睛羡慕地说："要是我们也能像大雁那样飞起来就好了。"小儿子也跟着说："是啊，要是我们能像大雁一样飞翔就太好了！"牧羊人默默地沉思了一会儿，然后对儿子们说："只要你们有梦想，你们也能飞起来。"

两个儿子试图跳起来飞翔，但却没有成功，他们怀疑地看着父亲。牧羊人说："让我来给你们展示。"他伸开双臂，模仿大雁的样子，但他也没有能够飞起来。然而，牧羊人坚定地说："我因为年纪大了，所以无法飞起来，但你们还年轻。只要你们不断努力，将来一定能够实现飞翔的梦想，到那时，你们就可以去任何你们想去的地方。"

两个儿子牢记父亲的话，并一直坚持不懈地努力着。随着时间的流逝，哥哥长大到 36 岁，弟弟长大到 32 岁，他们终于实现了飞翔的梦想，因为他们发明了飞机。这位牧羊人的两个儿子，就是美国著名的莱特兄弟。

梦想是具有生命指引力的。每个人都有自己的梦想，但能否实现梦想取决于很多因素，比如对梦想的明确度、是否有实现梦想的时间和金钱等。

在这篇文章中，我想与你分享一个新概念：梦想基金。我第一次听说梦想基金是来自我教育平台上的一位老师，他叫吴老师。吴老师在他的社群中呼吁每个人每天存入 10 块钱，并将其称为"梦想基金"。

他还带领学员们写下自己的梦想，并在一年后一起打开梦想清单，从梦想基金中取出钱来实现这些梦想。其中，他们有一个共同的梦想就是环游中国，最终他们真的一起实现了这个梦想。光是想象这个场景，就让人感到美好。

第一次听吴老师分享这个概念的时候，我被深深吸引。我问他是否成功存储了梦想基金并实现了自己的梦想。他眼中闪烁着光芒，对我说："是的，一年后我们一起实现了我们的梦想。"

当时的我虽然已经实现了一些梦想，但却从未考虑过为自己的梦想存储基金这个概念。听完吴老师的分享后，我发现最重要的事情是每天为自己的梦想做一点小小的努力。有了这个过程，梦想实现的时刻会带来更大的惊喜。

因此，我想在这篇文章中与你分享这个美妙的概念。我相信有很多女孩都拥有自己的梦想，但当她们想要实现梦想时，却发现自己没有为梦想储备一笔基金。那么如何设立梦想基金呢？

第一步是如何开始积累梦想基金。其实有很多种方式，我分享给你三种。

第一种方式是，进行基金定投。你可以在各大银行或证券公司开设基金账户，并设定每天自动定投 10 块钱。这种方式具有理财性质，如果你认为自己无法承担风险，可以选择第二种方式。

第二种方式是，每天向自己的梦想基金存储箱投钱。你可以在网上购买一个储蓄罐，贴上自己的名字和"梦想基金"四个字，比如："安姐的梦想基金"。每天向里面投入 10 块钱，如果有一天忘记了，可以在第二天补上相应天数的金额。

第三种方式是，使用支付宝或微信，每天手动向其中投入 10 块钱。以上三种方式各有利弊。如果你已经具备投资认知和能力，我建议选择第一种方式。第二种方式虽然没有利息收益，但具有一种有形的力量。第三种方式可能会有一点点利息，虽然不多，但我们能看到金钱复利的效应。

每个人都可以根据自己的喜好选择一种方式。10 块钱只是一个例子，你可以根据自己梦想所需的资金金额，除以365 天来确定每天的金额。当然，你也可以按周来存钱，而不是每天存。

这种方式也适合孩子，可以培养他们拥有梦想、储蓄和运用金钱的意识和能力。

接下来，我们来到第二步：写下自己的梦想清单。在我的第一本书《学习力：如何成为一个有价值的知识变现者》中有详细介绍，这里我简单展开。

我们每天为自己的梦想积累的金额是根据梦想决定的，所以确定自己今年的梦想非常重要。在确定梦想时，可以考虑一些标准：它是你非常想要完成的事情，但需要努力才能实现。比如去一个梦寐以求的地方旅行、购买一份特别渴望的礼物、见一个特别想见的榜样，或者参加一门特别想学但平时预算不够的好课程。

你也可以一次性写下所有梦想，然后根据自己的经济和时间状况逐一实现。如果你擅长画画，建议在梦想旁边画一些与梦想相关的小插图，或者从杂志中剪下一些图片，或者在互联网上搜索一些美图打印出来贴在梦想清单旁边。

当然，梦想也可以按家庭、事业、关系、健康、财富等方面进行分类，也可以根据自己的喜好进行划分。

接下来，我们来到第三步，每天调整自己的梦想频道。

这一步非常关键，但往往被很多人忽略。回到第一点，如果我们选择的是基金定投的方式，系统会自动帮我们投资，但我建议大家每周可以打开梦想基金的账单，看看里面的金额，并在心中默念："我的梦想正在一点点实现。"

如果你选择了购买梦想基金的存钱罐，每次投钱的时候，一定要对着梦想清单存钱罐说："我正在一点点推进我的梦想。"当你在手机上进行梦想基金的手动存储时，你也可以边操作边念念有词："我正在一点点推进我的梦想。"这种方式遵循了吸引力法则，让你在进行梦想基金定投时充满喜悦。

最后一步是设定一个实现梦想的日期，即开启梦想基金账户的日期。你可以选择年中或年底，在你喜欢的日子提前取出梦想基金账户中的钱，去实现自己的梦想。

每个女孩都是如此美好，每个人的梦想都是如此绚烂。我希望"梦想基金"这个概念可以激发大家拥有梦想和实现梦想的力量。

等到那一天，就是我们梦想开花的一天，想想都觉得特别美好。

看完这篇文章你可以写下你想要实现的梦想，并从明天开始拥有属于你的梦想基金库。让我们一起成为爱做梦的女孩，实现我们的梦想吧！

钱如何花在自己身上，才是投资

我是一个物质欲望极低的人，这也是我在创业这几年能够完全专注于自己事业的重要原因之一。无论是创业还是其他事情，底层都有一套逻辑。

在花钱这件事情上，我有一个关键词，那就是"投资性花钱"。在我购买的所有物品中，最迅速、几乎不加考虑的就是房子。

我们买过多套房子，购买过程的共同特点是非常简单高效。事实上，有两套房子我甚至没有亲自去看，刘先生只是通过电话和照片与我分享一些细节，然后我们就直接购买了。当然，这也是因为刘先生非常专业，我对他完全信任和放心。

投资性消费的第一点是：对于确定有价值的消费，毫不犹豫地下手，并将专业的事情交给专业人士处理。

我是一个物质欲望很低的人。即使我有能力购买奢侈品，我也没有什么欲望去购买。经常会在网上看到女生为了购买自己喜欢的包包，可以好几个月吃不饱、穿不暖。我尊重这些女孩的选择，但我确实无法理解。

我家里也有不少品牌包，但它们都是在某一年集中购买的。我已经忘记了是出于什么原因才会进行大批量购买，可能是因为创业上的焦虑，而试图通过购买包包来缓解压力。现在，我经常使用的包包只有一个款式，而且这款包包还具有很高的投资价值。我购买后的几年时间里，它的价值已经增长了近 50%。

这就是我想说的投资性消费的第二点：如果需要购买奢侈品，就买那些保值的基本款。随着时间的推移，你会有惊喜的收获。

我还有一笔大的开销是用在学习上。让我给大家讲一个特别有趣的故事。有一年我带着团队一起参加了一门课程。

我们去上课并不是为了学习专业内容，而是想通过这门课程了解如何更好地经营业务。这门课程涵盖了许多商业流程上的细节，值得我们学习。

我的目标非常明确。我带着电脑前往课程现场，上课期间我全程详细地记录笔记，甚至把老师的每句话、每个眼神、每个动作都记录下来并进行分析。我还详细地记录了现场布置的所有细节。

就在我认真地做笔记的时候，我的小组组长突然把我叫到门口。她问我："你是同行吗？"我感到非常震惊，问她："我做了什么让你觉得我是同行？"她回答说："你的笔记内容都是一些只有同行才会关注的细节！"这让我感到好笑，我正准备回应时，旁边走过来一个人，巧合的是她认识我，而且她在整个活动中扮演了重要角色。

她示意小组组长退后一点，然后对我说："请问你是《副业赚钱》的作者 Angie 老师吗？"我回答："是的。"她抱歉地说："不好意思，我有你的微信。"然后她亮起手机给我看，显示着我们曾经加过微信。

既然她认识我，我也不好意思再生气，就把脾气压下来对小组组长说："那你现在还觉得我是同行吗？"她立刻和小组组长一起向我道歉，于是我回到座位上。

也许那天我打扮得太普通了，没有化妆，穿着普通的衣服，所以没有被人一下子认出来。我对笔记的记录确实非常细致，所以被误认为是同行。不仅是那次上课，我上任何老师的课程都会如此认真地记笔记。

我相对较少参加 IP 圈其他老师的课程，因为我曾经尝试过报名，但经常被拒绝，对方的理由大概是在这个圈子里我已经很有造诣了，他们大致上教不会我什么新东西。因此，我更多地参加与 IP 圈没有直接关系的其他领域的顶级老师的课程。

在上课期间，我始终保持非常专注和认真的态度，包括会场的布置、运营团队的安排，以及主讲老师的讲解。

投资性消费的第三点是：进行全方位的深度学习。因为我的学习需求非常高，很多专业知识已经无法满足我的需求，所以每次外出学习，我不仅仅学习课程内容，更重要的是在其他方面进行学习。

在我们家庭的开支中，最大的一笔是用于吃喝玩乐。几乎每个周末我们都外出，要么旅游，要么去新的餐厅品尝美食。我对家庭的整体风格产生了很大的影响，很多人出门旅行都是为了欣赏风景，而我们则更注重寻找和品尝美食。

我们全家都喜欢看美食类节目，对我来说，这是一种极大的享受。所以投资性消费的第四点是：将钱花在自己热爱的事物上。这种消费可以给你的身心带来巨大的满足感。我并不是说每个人都应该将钱花在吃喝玩乐上，这可能不是每个人都想学的，但对我来说，这确实是我热爱的事物，让我感到愉悦和快乐。

如果你热爱绘画，那就把钱花在艺术材料上；如果你热爱唱歌，那就把钱花在音乐培训上；如果你热爱弹吉他或钢琴，那就把钱花在乐器和学习上。总之，一定要将金钱花在自己热爱的事物上。

我和大宝都有非常多的书籍，我们购买书籍从不犹豫。阅读是与自己和作者建立深度联系的好方式，我将这种消费归纳为第五点，就是把钱花在自我成长修炼的地方。

前面提到的五个投资性消费与金钱直接相关。然而，消费不仅涉及金钱，还包括时间和精力。我的时间和精力都会百分之百地投入我重视的人际关系中。

很多人好奇为什么我总能抽出时间陪伴家人，那是因为对我来说，家人是最重要的存在。除了家人，我花费最多的时间与精力经营的关系是与我的学生们，因为他们对我来说也是非常重要的。当然，还有一个重要的关系，那就是与自己的关系。不要忘记，当你自己过得很好时，整个世界也会变得更美好。

因此，我们应该将时间、金钱和精力花在让自己愉悦的事情上。在这些事情上，不计较回报，只追求开心和满足感。

亲子财富启蒙的 5 个小技巧

大宝多多有一段时间对《小狗钱钱》这本书着迷。有一次，我们一起坐车回家。在聊天时，我突然向多多提出了一个问题："你认为什么样的人是富有的呢？"多多回答说："如果你能帮助更多的人，你就会富有，赠人玫瑰，手留余香。"

多多当时只有九岁多。我感到惊讶，问他："你这个答案是从哪里来的？"他回答说："是从《小狗钱钱》这本书里学到的。"我鼓励他继续分享，并让他把《小狗钱钱》中对他有感触的其他内容也分享给我听。他给我讲了书中的一些故事片段，比如两位爸爸的不同之处。

后来他还告诉我，他之所以那样回答，还有一个原因是我在讲课时经常提到的类似观点。多多对这句话的理解程度并不重要，重要的是这种观念已经深深植入他的大脑。我发现他在日常生活中总是愿意分享和帮助他人，我相信这样的思维模式会让他终身受益。

亲子财富启蒙的第一个技巧是：向孩子灌输正确的财富观念，激发他们的潜力。

我的私董古月，在某年的春节和另外一个私董曾仁为我录制了一段远程祝福的视频。我微笑着观看了整个视频，剪辑得非常有趣，而且最后还有个彩蛋。彩蛋就是，这个有趣而有意义的视频是她儿子西瓜哥哥剪辑的，而且西瓜哥哥还开了个价，古月和他达成了交易，所以西瓜哥哥赚到了一笔剪辑费。

我觉得这是一个很好的机会来启发孩子对财富的认知。于是，我给多多看了这段视频，并向他讲述了故事。看完后，我问他的感受是什么，果然他把重点放在了也要像西瓜哥哥那样赚钱上。

我问他："你想不想像西瓜哥哥一样帮妈妈工作，做视频剪辑的工作，赚到的钱可以由你自己支配？"我看到他眼睛闪烁着兴奋的光芒，猛地点了点头。于是，我们开始讨论他的视频收费标准，在经过一轮又一轮的沟通和协商后，最后定价为 20 元。他的爸爸会教他如何进行剪辑。我们还讨论了一旦赚到钱，他可以用这笔钱做一些有趣的事情。多多非常热情和兴奋。

亲子财富启蒙的第二个技巧是：给他找一个现实的榜样，激发他的兴趣。

过去，多多的压岁钱通常都存放在他的存钱罐里。我也会向他解释压岁钱的来源，让他明白这笔钱的来历。

大概在他 8 岁的时候，我问他："你愿意把这笔钱交给妈妈，让妈妈帮你进行基金定投吗？这样它就可以产生复利。当然，投资有风险，也可能会有亏损，但相比把钱放在存钱罐里，只有让金钱流动起来，才能创造更多的价值。"

我察觉到他有些困惑，继续解释道："如果你有急需用钱的时候，我们可以提前沟通，并且取出需要的金额。"

尽管我感觉他并不完全理解，但基于他对我的信任——他认为妈妈是一个富有的人，他很快答应了，并把他手上的钱全部交给了我。

亲子财富启蒙的第三个技巧是：帮助孩子进行投资，例如指数型基金定投，并告诉他金钱流动起来才是最有价值的。

在我们家，每次给他买玩具时，单笔金额不会超过200元。这是他自己定下的规矩，因为他认为孩子不需要总是买贵的玩具。

有一次，他告诉我他特别喜欢一件玩具，但价格很贵，要1000元。我立即答应了他，并告诉他："通常每个月你可以买一个价值200元的玩具。但如果你决定购买这个1000元的玩具，接下来的五个月就不能再买其他玩具了。"

经过思考和权衡，他答应了。我们一起选购了那套价值1000元的乐高玩具，他非常喜欢。他对金钱有了认知，知道这比平常买的玩具要贵好几倍，所以他非常珍惜，并乐在其中。在接下来的几个月里，尽管他也想要新的玩具，但他遵守承诺，没有再要求我们购买玩具。但我们依然会不定期给他买一些玩具，制造一些惊喜。

我特意走进他的房间，看到那个价值 1000 元的乐高拼图完好无损地摆放在那里。过去，我也给他买过比这个更贵的玩具，但那时他还太小，也没有进行这样的沟通，我发现他对这个玩具更为重视。

亲子财富启蒙的第四个技巧是：重视金钱价值的沟通。我们对金钱拥有使用权，可以选择每个月使用一部分，也可以选择集中使用一大笔金额。金钱是我们的工具，而我们不应成为金钱的奴隶。

多多有个朋友叫涂涂，涂涂是一个热爱阅读的小朋友，他的妈妈晓云是我的朋友。晓云向多多分享了涂涂通过租借书籍收取小伙伴的租书费的故事，多多听后深受启发。回到家后，我们开始商量，因为多多也有很多书，我们决定尝试同样的做法。他很感兴趣，但去学校后发现老师不支持，那时多多还是小学三年级的学生。我告诉他："既然老师不支持，我们就不能这样做。"从那以后，我再也没有和他讨论这个事情。但没想到，他仍然将自己最喜欢的书拿到学校与同学分享。我教导他："如果不能进行金钱上的交易，你可以进行价值的交换，比如和其他拥有丰富藏书的朋友交换书籍，互相借阅对方的书籍。"

亲子财富启蒙的第五个技巧是：并不是所有的交易都是金钱交易，也可以是价值和资源的等价交换。

我不确定这些小故事和沟通是否完全让多多理解了我的用意，我也没有期望他能完全理解，但在这样的启蒙环境中，我相信他会在潜移默化中受到影响，逐渐培养出更好的财商和金钱观念，从而使他的人生更加顺利。

真正有钱的人，都拥有慷慨智慧

《能断金刚》那本书中提到了一个观点："你想要什么就先给出什么。"那么如果我想要财富，应该如何去拥有呢？财富需要四种思维：慷慨、承诺和诚信、守时、感恩。

我在前面就反复强调了感恩的重要性，现在我要分享慷慨的巨大力量：越分享越幸运，越慷慨越富有。

我相信有些人可能和我之前一样对这句话感到困惑，因为我们长期以来被灌输的观念是，只有开源节流才会越来越有钱。慷慨和开源节流似乎是相互冲突的，这种观念真的正确吗？甚至有些朋友可能会觉得，我口袋里已经没有多少钱了，怎么还能慷慨呢？这是否意味着我要一辈子穷下去？

实际上，慷慨在这里并不仅仅指金钱，还包括时间、智慧、服务和微笑等。衡量一个人的富有并不仅仅是看他的财富，还包括他拥有的宝贵且不可逆转的时间，以及他通过长期修炼而获得的智慧，还有服务和微笑。

作为一名教育工作者，无论是在编写课程还是写书时，常常会有人问我这样的问题："在分享的时候，是毫无保留地分享，还是要保留一些东西？"你猜我会给出什么样的答案。

在开始写第一本书的时候，我并不知道慷慨和分享是富有者的观念。那时的我眼界狭小，写书的目的只是为了实现小时候的梦想和拿版税收入，完全没有考虑过读者是否能够从我的书中获益。

然而，由于我在写书的过程中付出了真心和努力，没想到出版后收到了很多好评。这给了我启示，无论是写书还是授课，最重要的不是其他，而是那些相信这本书或这门课可以给自己带来收获的人是否真正从中获得了收获和启发。正是受到这个观念的引导，回到之前提到的问题，无论是在写书还是授课时，我都能做到毫无保留。

除了这个问题，我还经常被问到一个更尖锐的问题："如何看待别人抄袭我的内容？"起初，我对这件事非常反感。想想看，为了写一本书或者研发一门课程，我们需要辛辛苦苦积累灵感，而别人却可以毫不费力地花少许钱就抄袭我们的内容，这难道不令人气愤吗？

但后来我这样想，如果那些使用了我的知识的人并没有用它们来犯法，而是将其运用在自己身上，并提炼出一些优秀的内容，分享给他们的朋友，我的知识便被更广泛地传播和应用，这是一件好事。一旦明白了这一点，我就再也没有因为这件事而苦恼了。

后来，我的私董小鱼跟我分享，她说自己加入的很多平台都明令规定，加入者不能够跟平台本身的定位冲突。凡是与定位冲突的人都不会通过审核。而在我的圈子里，我非常欢迎、包容和接纳任何人，只要他们学会了我们的方法，就可以去帮助和影响更多的人。小鱼说这一点让她感到非常震撼和欢喜，因此喜欢我们的学员和认可我们的学员非常多。我们相信爱出者爱返，福来者福往，所以我们非常慷慨地进行分享。

那么如何修炼自己成为慷慨的人呢？第一点是真正去理解慷慨的意义。慷慨包含了时间、金钱、智慧的慷慨，以及给予服务、给予微笑等方面。大多数人在想到慷慨时会首先想到金钱上的慷慨，实际上，慷慨涵盖了更广泛的层面。

我写的第二本书《副业赚钱》，不知不觉已经长销了五年。有一天，我接到编辑的电话，说如果我能在版税上让步，他就可以谈一个能让这本书多卖10万本的渠道。我马上就答应了。因为我相信这是一件多赢的事情。

在金钱上的慷慨有一点需要注意，那就是我们在付出金钱时，要带着喜悦的心情。如果我们付出金钱时心怀懊恼和痛苦，这种情绪传递给收到钱的人，双方的情绪、心态都不会好。但如果我们带着慷慨和喜悦的心态付出金钱，对方也会更积极。因此，未来如果我们有一笔钱要付，一定要带着慷慨喜悦的能量来付，相信这样的情绪力量也会传达给收到这笔钱的人。

有关慷慨的第二个行为是毫无保留地分享。在为人师表这方面，我认为我做得比较出色。当遇到需要分享知识的机会时，我从未考虑过保留，每一次都尽心尽力地分享，希望我的分享对接收者有所帮助。这种无保留的分享是慷慨的具体体现。除此之外，还有许多其他的表现形式，例如，当我们身上并没有多余的钱时，可以给予他人更多的微笑；当我们参加课程时，可以尽力帮助他人或者为他人的进步感到高兴。

第二点，察觉自己的念头。当我们了解慷慨的各种表现形式后，我们需要观察自己的念头。以金钱上的慷慨为例，当我们使用金钱时，我们应该培养一种喜悦的心态。事实上，当我最初了解这个观念时，我甚至没有意识到自己曾经有过这样的问题。我发现在花钱时常常感到不舍，整个人的情绪都会很低落。人们之所以需要学习，是因为学习可以提升认知。而要使认知产生效果，不是马上应用，而是从观察自己的念头开始。大多数时候，人们的大脑不愿意承认自己犯了错误。因此，我们需要从理解正确的观念并承认自己以前的错误开始，这样才能进入下一步。

　　第三点，刻意练习自己的行为。仍以金钱上的慷慨为例，既然我们意识到自己做得还不够好，那么可以在每一次花钱时培养喜悦的心态。另外以分享知识为例，当我刚开始从事教育工作时，别人问我问题我的第一反应是："这个问题那么简单，也要问我吗？"在觉察到这一点后，我会告诉自己：对方不是我，对这个问题确实没有答案，我会认真地、慷慨地分享我对这个问题的看法。这个过程可能会很痛苦，你会发现有时你意识到了问题，但仍无法控制自己的行为。在这种情况下，不要责怪自己，只需在下一次有机会练习时继续鼓励自己进行实践。

　　如果我们总是否定自己，那么很容易回归到原来的意识状态中。因此，我们需要培养积极的态度，不断给自己提供练习的机会。每一次的尝试都是一个进步的机会，即使我们在过程中犯错误也没有关系，关键是继续前进并学习改进。通过持续观察自己的念头和行为，并努力练习慷慨，我们可以逐渐提高自己的慷慨水平，为他人和社会带来更多的益处。

　　第四点是养成真正慷慨的素质。有本书叫《刻意练习》，书中有一个观点，成功的人往往被认为是天才，但"天才"自己却说：成就来自"正确的练习"。著名心理学家埃里森在多年的研究中发现，在各行各业中，提高能力最有效的方法都遵循一系列普遍原则，他将这种通用方法称为"刻意练习"。

对于希望在任何领域提升自己的人来说，刻意练习是黄金标准。养成真正慷慨的素质也需要刻意练习，就像学习一门技能一样，我们需要坚持不懈地练习，直到慷慨成为我们的本性，内化为我们的习惯。

"有结果的人"都在推荐这本书

读张丹茹的第8本书，感觉就像一起喝茶的朋友，讲述她的故事及对生活、工作的思考，不经意间传递她的人生哲学、成功之道，满是真诚、勇敢、智慧。

——007行动创始人 覃杰

张丹茹有3个地方让我由衷佩服：第一，她很早就找到了终极热爱，树立了职业目标。第二，她的心力强大，一天中做的事比得上我一个礼拜的工作量。第三，她特别乐观，拥有从容淡定地解决问题的能力，并享受其中。

——主持人 姚瑶

若你想要坚持热爱，持续精进，张丹茹老师的这本书值得一读。它不仅是一本充满智慧和启示的修心读物，而且能帮助你修心、修身、修关系、获得财富……每一部分都会有真实生动的故事，在滋养你内心的同时，也会让你懂得坚持和感恩。

——畅销书作家 李菁

大部分人在忙碌当中丢失了自己的模样，想做自己却又无从下手。丹茹老师的文字正如一剂良药，帮助我们从困境中长出行动的手和脚，长出对治的智慧与勇气。

——全网百万粉丝知识博主、知识 IP 教育平台鹿盈盈创始人 鹿大米

个人如何成事，获取财富？如何找寻生命中的幸福和意义？如何走出生命中的至暗时刻？这些问题我思索了很久，巧的是和这本书书名完全一致：做自己，其他的交给时间。如果你有人生方面的困惑，想活出轻松、富足、喜悦的人生，那么一定不能错过这本书。

——全国旅居的独立投资人、自媒体博主 元哥

张丹茹老师在这本书中坦诚分享了自己的人生智慧与生

活方式，她总是这样言传身教，以极高的能量和快乐感染着身边每个人，以踏实做事、感恩、赞美、看见、鼓励等方式，让学员变得越来越好。我就是受益者之一。希望这本书同样带给你榜样的力量，鼓舞你前进。

——小红书头部插画博主、插画师个人品牌 IP 导师　徐若木

一个人最大的运气，不是捡到钱，而是遇到一个人，带你打破原来的思维，提升你的认知，引领你走向更高的境界。遇见张丹茹老师，是我在线上创业 8 年来最幸运的事，没有之一！这本书就像清晨的阳光，温暖而明亮，每一页都能引起你内心深处的共鸣。

——畅销书《文案破局》作者、文案变现轻创业导师思林

这本书里有活出美好人生的道法术器例，深入浅出，实操性强。"流量红利"的时代逐渐过去，"人心红利"的时代拉开序幕。未来的商业 IP，一定是张丹茹老师这样，活出自

己，极致利他，把美好通过网络和书籍传播给更多人的人。爱生活，爱张丹茹老师！

——内观创富教练、商业顾问 周颖婷

强烈推荐大家阅读张丹茹老师的这本书，一共 7 个篇章，每个篇章都是一份经营人生的锦囊和礼物，逻辑严谨，读完后，你会收获全新的视角，更好地认识自我、找到自我、忠于自我，更会唤醒你内在的力量，勇敢坚定地做自己！

——资深心理咨询师 钱惠华

张丹茹老师是一个极具人生智慧的导师，一个满是实战经验的专家，一个充满温暖能量的女性领袖。这本书极大的特色，就是不但内容非常丰富深刻，而且可读性很强，感觉她就在你面前娓娓道来。这本书的一字一句都是她人生宝贵的干货总结。比如她提到的"读万卷书、行万里路、阅人无数、名师指路"四词箴言，就道出了人生高速成长的奥秘。

——外研社畅销书作家、英语教育专家 妙面包爸

这本书会给迷茫的你带去无尽的力量，里面的方式方法

很接地气、很实用，会让你生发出向上的人生智慧。这是一本让你做自己的同时，更加有力量地活出美好人生的超级指南。

——女性成长创业导师、美好人生研习社创始人 朱秋融

每一位想要创业的职场女性都应该读张丹茹老师的书，至少两遍。第一遍一气呵成，在酣畅淋漓中找到自己身为女性存在的意义；第二遍反复推敲，随时做笔记，找到自己的使命，并且在这些细节中发现落地的方法。

——自然美形象创始人、全球旅行办公 100+ 城市达人秦小鱼

作为张丹茹老师的私董学员，既幸福也很自在，幸福是因为老师心里装的都是学员和私董的事，自在是因为她会容许别人做自己！阅读这本书后会发现，书中内容就是张丹茹老师平时跟我们分享的悄悄话，把她的成功秘诀无私分享给读者。

——大湾区芳疗校长、馥芳药房和馥悦诊所始创人廸雅 Candia

张丹茹老师是少有的将事业和生活平衡得非常好的创业者，跟她学习 6 年了，从她身上汲取的不仅是商业经营和个人品牌打造的技巧，更多的是她那令人敬佩的勇敢行动的品格、强大的内在力量，以及高效优化思维的方法。

——创业使命教练、目标管理专家 达因达姐

这是一本很薄又很厚的书，薄是因为几个小时就可以看完，厚是因为这本书跨越了时间、空间和生命的维度，用无穷无尽的力量滋养着阅读它的人。

——小鹏汽车项目管理总监、PMP 认证特聘讲师 贾月飞

有人说时间会给你想要的一切。但是，他们没有告诉你：所有你想要的，时间都不会白白给你，你得做好当下每一件事情。就如这本书的作者张丹茹老师一样，只有做自己，其他的才能交给时间。

——投资践行者、深圳卫视悦己杂志采访嘉宾 莲 Cindy

张丹茹老师的这本书不同于她以往的作品，这本书把焦点放在每一个"我"，也就是"自己"身上，告诉你要每时

每刻更关注自己的内心、自己的成长、自己的收获，只有这样，你才会变得更加强大，才能更加游刃有余面对和处理人生路上的种种顺境、逆境，最终遇见优秀的自己。

——清华大学 MBA、前 500 强高管、畅销书《能力突围》作者、公众号"职场木沐说"创始人 木沐

张丹茹老师是我最近 3 年里通过知识付费的方式请教、学习得最多的一位老师，也是我最尊敬的老师。这本书分了 7 个篇章，代表 7 个维度，从心到身，从近到远，一手家庭，一手事业，这样的平衡人生，谁不喜欢？谁不想翻开来看看？

——规划幸福理财家 黄杰荣 Ivan

张丹茹老师是让我人生发生转折的重要导师，老师这本新书以其独特的视角和深入的思考，引导我们在心态、活法、未来展望、关系经营、困境提升、事业精进和财富打理等方面做出改变，实现自我成长。

——养育星球创始人、《让孩子成为阅读高手》作者陈晶晶

读这本书就是一场爱自己的疗愈。书中的故事、案例、方法会为你打开一扇窗，透过这扇窗你会看到：原本只能这样的事情，其实还可以有很多种选择。

——高级工程师、个人品牌商业顾问 品乔

张丹茹老师是一个非常通透、有智慧的女性，她打破了我很多的限制性信念，现在的我和一年前有很大的不同，身边的人都惊叹于我状态的变化。感恩张丹茹老师的引领，也期待更多的女生靠近这个宝藏老师！

——连续创业者、终身学习践行者 杨小牛

因为张丹茹老师，我从普通的上班族成功转型为旅行作家和个人品牌商业顾问，过上了一边全球旅居一边线上办公的理想生活。读完张丹茹老师的新书，我备受鼓舞，里面的故事引人入胜，还有落地实用的方法，一边读一边赞叹，这就是张丹茹老师的风格啊！

——旅行作家、个人品牌商业顾问 朱玲

以觉察、接纳、践行的态度，面对生活中的大小事物。

从 7 个方面善待自己，营造身为女性美好而平衡的人生。这本书，推荐给你。张丹茹老师，是一位四面开花的女性商业导师。作为她的私董，每次和她沟通，我都能获得满满的能量。

——秋秋

这么多年来，张丹茹老师一直持续精进自己，事业、家庭两不误的她有一套底层的人生运营心法，支撑她闪电般改变人生。这是她的第 8 本书，全方位展示了这套秘籍，不仅包含事业，还有心态和人生观。领悟和实践书里的方法，一定可以 10 倍加速成长。祝愿每位读者都在这本书里找到幸福！

——《破茧成蝶》等 5 本畅销书作者、北京大学特聘讲师 刘津

这是一本适合所有女性朋友的枕边书，书中的每个篇章都真实地呈现了生活中会出现的人生状态，能引起大家的共鸣。对案例、故事的选择也是非常用心，特别契合我们生活

中会遇到的一些问题，不仅让我们看到了问题，也给了我们相应的解决方法。

——美食赛道创业顾问、皓妈餐饮中心创始人、深圳电台创业栏目特邀嘉宾 皓妈（刘香茹）

张丹茹老师的存在让我看到了女性平衡事业和家庭的可能性，认识她7年多，她总是很愿意慷慨大方地分享，总是鼓励每一个女性活出自己的精彩人生。她本人就跟这本书的书名一样：做自己，其他的交给时间。

——10年阅读推广人、资深阅读疗愈师、个人品牌商业顾问 郭琳静Grace

拿到老师的这本新书，翻开便停不下来，一口气读完了。每一个成长建议下面，都有老师提炼的成事方法论，这是让我极其惊喜的部分。以前我认为，所谓"人生志向""心态培养"是无法可依的，只能自己去体悟，老师却以自己的人生经验，给予我们生活中不同的依循。

——个人品牌创业导师、从业11年的少儿英语老师 若愚张丹茹老师是引领我创立个人品牌的启蒙老师，更是带给我无穷力量的人生导师。当你靠近她，就能感受到她身上的无限可能性，无论是经营事业，还是经营家庭、经营自己，她都有一套自己的智慧体系。这是她的第 8 本书，很值得推荐，相信我，你一定会大有启发。

——悦好商业私塾创始人、连续 8 年教育创业者、深圳电台特邀采访嘉宾 E 姐

张丹茹老师一直是商业和效率的化身，但是对于这本书，她却坦言是自己在事业低谷期写的作品。怀着一颗好奇的心，我翻开了这本书，感受到犹如邻家姐妹般的真诚和关怀，如同一杯暖暖的咖啡。推荐给每一位女性朋友！

——独立出版人、全民阅读系列标准发起人、《打造爆款书》作者 晴山